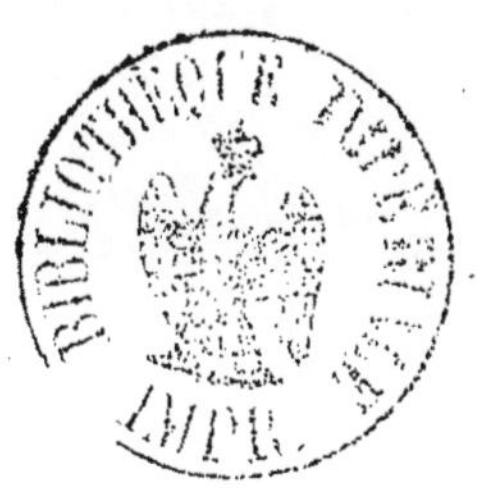

PRÉCIS ANALYTIQUE

SUR LE

CANCER DE L'ESTOMAC.

Imprimerie de F. Locquin, 16 rue N.-D. des Victoires.

PRÉCIS ANALYTIQUE

SUR LE

CANCER DE L'ESTOMAC

ET SUR SES RAPPORTS

AVEC LA GASTRITE CHRONIQUE

ET LES GASTRALGIES;

PAR

LE DOCTEUR BARRAS,

CHEVALIER DE L'ORDRE ROYAL DE LA LÉGION D'HONNEUR,
MEMBRE DE L'ACADÉMIE ROYALE DE MÉDECINE DE SUÈDE,
DE LA SOCIÉTÉ DE MÉDECINE DE LYON,
ET DE PLUSIEURS AUTRES SOCIÉTÉS SAVANTES.

L'analyse est le flambeau de la médecine
PINEL.

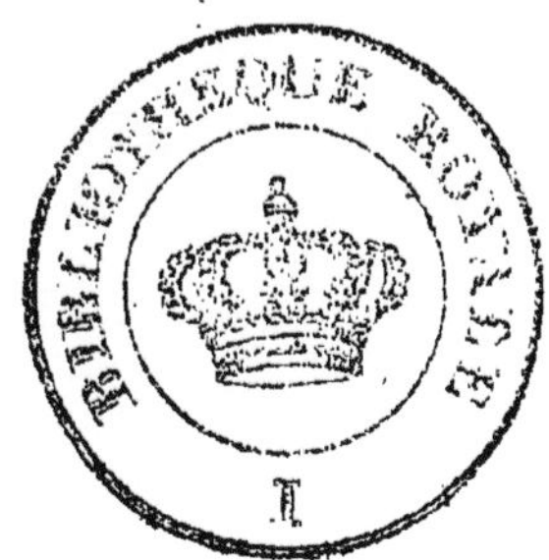

PARIS

BECHET Jne ET LABÉ,

LIBRAIRES DE LA FACULTÉ DE MÉDECINE,

4, Place de l'Ecole de Médecine.

1842

PRÉFACE.

Cet écrit a pour but d'isoler , autant que possible, le cancer gastrique des autres maladies de l'estomac. Témoin de plusieurs faits dans lesquels on l'a pris pour une gastrite chronique, ou une gastralgie, j'ai cherché dans les auteurs, et dans mes propres observations, des caractères différentiels , qui pourraient faire éviter de semblables erreurs. Ces investigations me font croire que les causes, les symptômes et le traitement de ce cancer fournissent, dans la très grande majorité des cas, des indices assez certains pour qu'on puisse le distinguer des névroses et des inflammations du ventricule; dissiper une partie des ténèbres qui l'enveloppent, et rendre son diagnostic plus clair qu'il ne l'a été jusqu'à ce jour. Je pense donner aussi des idées plus justes sur la nature du squirrhe stomacal, en m'efforçant de prouver que ces inflammations et ces névroses n'en sont pas, comme Broussais et René Prus l'ont enseigné, des éléments constitutifs, mais seulement des causes ou des effets. J'espère parvenir enfin à faire comprendre que l'opinion des médecins qui le disent toujours incurable, est trop absolue, et que sa guérison devient possible, au contraire, lorsqu'il est reconnu et bien traité avant que la désorganisation ne soit complète. On jugera si ce ne sont là que des illusions, ou si j'ai réellement soulevé un coin du voile qui le dérobe quelquefois à la connaissance des observateurs les plus clairvoyants.

Entrepris et composé pour mon instruction particulière, cet opuscule n'était cependant pas destiné à voir le jour. Si je le publie aujourd'hui, c'est pour répondre au reproche injuste que l'on m'a fait de ne voir que des gastralgies, et pour appeler l'attention de mes confrères sur une maladie qui réclame de nouveaux éclaircissements. Quoique je n'aie rien négligé pour le rendre aussi instructif que ma position médicale et nos connaissances actuelles le permettent, on trouvera peut-être que mes raisonnements n'entraînent pas toujours la conviction. Mais on me tiendra compte, je l'espère, des difficultés du sujet, et des efforts que je fais pour les aplanir. D'autres médecins, mieux placés que moi pour suivre le squirrhe gastrique pendant toute sa durée, et comparer les symptômes avec les lésions de tissu, pourront reprendre mon travail en sous-œuvre, et le porter au degré de perfection qu'il est susceptible d'atteindre. Ils n'y parviendront cependant qu'en suivant la méthode analytique qui me dirige, et sans laquelle il est impossible d'éclairer l'histoire de cette maladie.

Le fait qui termine cette publication n'a rien de cancéreux ; mais il me paraît si intéressant que je ne puis résister au désir d'en faire tourner les méprises au profit de la thérapeutique. Fâcheuses pour les personnes qui en souffrent, les erreurs médicales ont cela de bon, qu'elles donnent des enseignements pour mieux traiter les autres. Les revers sont souvent plus instructifs que les succès, et la médecine s'approcherait davantage de la perfection, si tous ceux qui commettent des fautes avaient le courage d'en convenir. Cet aveu les absoudrait cependant du tort de les avoir faites.

Errata.

Page 32, ligne 24 : enveloppée, *lisez* enveloppé
Page 74, ligne 6 : la squirrhe, *lisez* le squirrhe.
Page 75, ligne 7 : l'un par lui, *lisez* l'une par lui...

PRÉCIS ANALYTIQUE

CANCER DE L'ESTOMAC

ET SUR SES RAPPORTS

AVEC LA GASTRITE CHRONIQUE

ET LES GASTRALGIES.

ANATOMIE PATHOLOGIQUE.

L'anatomie pathologique des tumeurs cancéreuses de l'estomac étant parfaitement connue, il serait inutile, fastidieux même, de rentrer ici dans tous les développements dont elle est susceptible. On les a si souvent et si bien étudiées, sous ce rapport, qu'il ne reste plus rien à ajouter aux descriptions qu'on en a faites. Il suffira au but que je me propose, de rappeler que les éléments primitifs, le mode de formation et la composition de ces tumeurs ne sont pas toujours les mêmes. Elles résultent d'une inflammation chronique ou de quelque autre maladie du ventricule, du développement

1

dans les ouvrages de Morgagni et Laennec, des professeurs Andral et Cruveilhier, de MM. Louis, Récamier, Chardel, René Prus, etc., et qu'ils sont très bien résumés dans le *Compendium* de médecine pratique, qui doit être dans la bibliothèque de tous les médecins.

Mes recherches ne porteront que sur l'étiologie, la symptômatologie et la thérapeutique du cancer de l'estomac. Considérée sous ce point de vue, son histoire laisse beaucoup à désirer. Loin de moi la prétention de remplir toutes les lacunes qu'elle offre, d'éclairer toutes les obscurités qu'elle présente, de détruire toutes les erreurs qu'on y trouve. Cette tâche est au dessus de mes forces; elle appartient aux médecins des hôpitaux. J'essayerai seulement d'indiquer, à l'aide de l'analyse qui m'a réussi dans un autre ouvrage, les caractères extérieurs qui peuvent faire distinguer ce cancer d'une gastralgie et de la gastrite chronique. Les premiers symptômes de ces trois affections ont de si grandes analogies, et de si faibles dissemblances, que cette double distinction n'est pas sans difficulté. Mes efforts ne seront pas cependant inutiles, s'ils font sentir aux médecins la nécessité de rechercher les causes, les symptômes et les moyens curatifs, qui appartiennent plus spécialement à la maladie cancéreuse du principal organe de la digestion. Qu'ils mettent dans ces recherches autant de zèle et d'ardeur qu'ils en ont mis à connaître la lésion organique qui constitue cette maladie, et leurs travaux seront, je n'en doute pas, couronnés de succès. J'espère qu'ils répondront à mon appel, comme ils ont répondu à celui que j'ai fait en 1829, dans un passage qui trouve encore ici son application, et que je vais reproduire.

« A chaque époque de la science, disais-je alors, les idées s'attachent plus spécialement à un objet aux dépens des autres ; naguère on ne s'occupait qu'à classer les maladies d'après leurs caractères extérieurs, aujourd'hui c'est le tour de l'anatomie pathologique : on lui sacrifie toutes les autres branches de l'art de guérir. La découverte d'une cause meurtrière, d'un symptôme pathognomonique, d'un médicament efficace, serait cependant plus utile à l'humanité que celle d'une altération cadavérique. On concevrait l'ardeur extrême que l'on met à découvrir les lésions qui constituent les maladies, si cette connaissance était indispensable à la guérison ; mais cela n'est pas, puisqu'il existe beaucoup de maladies qui, quoique l'on sache en quoi elles consistent, n'en sont pas moins incurables ou difficiles à vaincre, tandis qu'on enlève facilement la plupart de celles dont on ignore la nature, comme les névroses et les fièvres intermittentes. L'investigation des causes, des symptômes et des médicaments, si dédaignée de nos jours, est donc bonne à quelque chose ; pendant que celle des lésions de structure ne sert fréquemment qu'à faire déplorer l'impuissance de l'art. Je ne nie point l'utilité de l'anatomie pathologique, j'applaudis, au contraire, de toutes mes forces aux travaux des savants qui lui ont fait faire d'immenses progrès depuis quelques années ; mais je voudrais que l'étude de l'étiologie, de la symptômatologie et de la thérapeutique, marchàt de front avec la recherche des altérations de tissu ; je voudrais en un mot que l'anatomie pathologique ne constituât pas toute la médecine (1). »

Soit que ce passage ait donné l'impulsion à une autre marche à suivre, soit que je n'aie eu d'autre mérite que d'énoncer l'un des premiers des idées qui commençaient à pénétrer dans les esprits, toujours est-il qu'à dater de cette époque les études médicales ont pris une meilleure direction, et que les causes des maladies, leurs symptômes et leurs moyens curatifs sont examinés aujourd'hui avec le plus grand soin. L'étude des lésions de tissu conserve toute l'importance qu'elle mérite ; mais elle n'absorbe plus celle des autres branches de l'art. En continuant à rechercher les états morbides des organes, on s'occupe avec le même zèle des agents qui les produisent, des signes par lesquels ils se

____

(1) *Traité sur les gastralgies*, troisième édition, t. I, p. 274.

manifestent, et des modificateurs propres à les guérir. Cette manière d'envisager les maladies sous toutes leurs faces est un pas immense vers le perfectionnement de la médecine. Le physiologisme et l'organicisme entravaient, au contraire, ses progrès, en la retenant dans des bornes trop étroites. Ces systèmes avaient du bon qui restera dans la science ; mais il fallait en élaguer le mauvais , et les réduire à leur juste valeur. C'est ce que l'on fait tous les jours.

Revenons maintenant à la maladie qui fait le sujet de ce précis, et dont les caractères extérieurs n'ont pas encore été assez étudiés. Il importe d'autant plus cependant de la reconnaître à sa première période, qu'elle devient mortelle, si elle est plus longtemps méconnue (1).

ETIOLOGIE.

On connaît peu de faits dans lesquels le squirrhe ait envahi l'estomac tout entier. En général, il n'occupe qu'un seul point, plus ou moins étendu, de

(1) Avant d'entrer en matière, je crois devoir prévenir que les mots *squirrhe* et *cancer* me serviront indistinctement pour désigner tous les cancers de l'estomac. Ceux qu'on nomme encépha-

cet organe. C'est ordinairement le cardia, le pylore ou la petite courbure, qui en sont affectés. Il
n'épargne cependant pas les parois stomacales;
mais il y est moins fréquent, et plus rare encore
dans celles des intestins, à l'exception toutefois
de l'extrémité inférieure du rectum, qui en est
souvent le siège. La triste préférence que la maladie cancéreuse accorde à ces orifices et à la petite
courbure, vient sans doute de ce que leur organi-
sation se prête davantage à son développement.

Quoi qu'il en soit, les affections nerveuses du
ventricule ne sont limitées à aucune de ses parties;
elles se disséminent, au contraire, dans toute son
étendue. Il est possible que la névrose ne prenne
naissance que dans un seul point; mais si on ne
l'arrête pas à son origine, elle s'étend de proche en
proche, et envahit tout l'organe. Elle se propage
même dans le foie et le long des intestins, qu'elle
finit par occuper en totalité. L'inflammation qui
constitue la gastrite chronique s'élargit plus que
le cancer, mais beaucoup moins que les gastralgies.

A en juger par mon expérience, le cancer de

---

loïde et aréolaire, ne contiennent pas de substance squirrheuse;
mais leur structure étant inconnue sur le vivant, on ne peut pas,
dans une description pathologique, les séparer du cancer qui est
composé de cette substance, ni leur imposer des désignations
particulières,

l'estomac est rare, en comparaison des névroses gastriques. Depuis dix-huit ans que j'étudie ces névroses, j'en ai observé cinq cents exemples au moins; tandis que je n'ai pas rencontré plus de trente fois le squirrhe du ventricule. La gastrite chronique primitive, à laquelle se rattache, je crois, la maladie si bien décrite par M. Louis, sous le nom de ramollissement de la membrane muqueuse de l'estomac, me paraît aussi rare, si elle ne l'est pas plus, que l'affection cancéreuse de cet organe. Ces nombres, si différents, ne contiennent que des faits bien avérés; j'omets les cas douteux, et que je n'ai pas observés assez longtemps pour en connaître la nature.

Les gastralgies sont un peu plus communes chez les femmes que chez les hommes, pendant que le squirrhe de l'estomac est beaucoup plus fréquent chez les hommes que chez les femmes. Sur les trente personnes chez lesquelles j'ai pu constater l'existence de cette affection squirrheuse, il y avait vingt-six hommes et quatre femmes seulement. Le praticien ne doit pas perdre de vue cette différence considérable, parce qu'elle peut contribuer à éclairer le diagnostic.

En général, les névroses gastriques se déclarent depuis l'âge de quinze ans jusqu'à celui de quarante-cinq. Il est positif, du moins, qu'on ne les observe presque jamais avant l'époque de la puberté, et que le plus grand nombre de celles que l'on rencontre chez des individus qui ont plus de quarante-cinq ans, se sont développées avant cet âge.

Il est plus difficile de savoir à quelles époques de la vie le squirrhe de l'estomac commence à se former. La difficulté vient de ce qu'il peut rester longtemps inaperçu et de ce qu'il succède quelquefois à une autre maladie de cet organe. On peut cependant établir en règle générale que ce squirrhe se manifeste depuis l'âge de trente ans jusqu'à celui de soixante, et plus particulièrement aux environs de la quarantième année. Les vieillards n'en sont pas tout à fait exempts, comme les jeunes gens; mais ils en sont plus rarement affectés que les personnes d'un âge moyen.

La gastrite chronique attaque les deux sexes indistinctement, et se rencontre à tout âge, depuis la tendre enfance jusqu'à la vieillesse la plus avancée.

Ainsi que la gastralgie, le cancer de l'estomac est souvent héréditaire. L'illustre famille Bonaparte en est un mémorable exemple. Après avoir perdu son père de cette maladie, Napoléon en a été victime, et sa sœur Caroline a subi le même sort. Une dame de ma connaissance, dont j'ai fait l'autopsie, et deux de ses fils ont également succombé à une pareille lésion de tissu. Ces faits, joints à d'autres du même genre, que l'on trouve dans les recueils d'observations, me donnent le droit de soutenir, contre l'opinion de quelques méde-cins, que les parents atteints du cancer gastrique peuvent en transmettre le germe à leurs enfants.

Après l'hérédité, ce qui paraît disposer au squirrhe de l'estomac, c'est une constitution dété-riorée par les vices scrofuleux, vénérien, arthriti-que, rhumatismal, dartreux et autres. Elle semble prédisposer, jusqu'à un certain point, à ce squir-rhe, comme le tempérament nerveux à la gastral-gie. C'est ce que j'ai remarqué, du moins, dans plusieurs cancers du ventricule qui ont passé sous mes yeux. L'observation apprend, d'ailleurs, que ces lésions organiques succèdent quelquefois aux scrofules, à la syphilis, à la goutte, au rhumatisme ou à des dartres. Aussi, n'est-ce pas sans éprouver une grande surprise que j'ai lu dans un ouvrage moderne justement estimé, qu'il était temps de rayer ces vices de l'étiologie du cancer gastrique. L'intérêt de la science et de l'humanité exige, au contraire, que l'on constate leur empire, si faible qu'il soit, sur la formation de cette maladie can-céreuse. L'état scrofuleux, surtout, peut exercer sur son développement une influence que Chardel a déjà signalée et à laquelle les médecins ne font pas assez d'attention. Ils en tireraient peut-être des inductions pratiques d'une grande utilité.

Ce qui prouve encore qu'il y a de l'affinité entre les scrofules et l'affection cancéreuse, c'est que des tubercules du poumon, auxquels on ne pourra refuser je ne dis pas une parfaite identité, mais certains rapports avec les tubercules squirrheux, se développent quelquefois chez des jeunes gens issus de parents morts d'un cancer. C'est ainsi que trois enfants et deux petits enfants d'une dame qui avait succombé à un cancer utérin, sont devenus phthisiques, sans que l'on pût attribuer leur pulmonie à d'autre cause qu'à la maladie cancéreuse de leur mère. Je suis loin de dire pour cela que les vices scrofuleux, rhumatismal, goutteux, etc., donnent souvent naissance au squirrhe gastrique, et que celui qui survient chez des individus qui ont été affectés de scrofules, de rhumatisme, de goutte, ne soit jamais dû à une autre cause. La rareté de ce squirrhe, comparativement à la fréquence de ces maladies, démentirait une pareille assertion. Je pense seulement qu'elles ne lui sont pas toujours étrangères, et qu'il y a des cas dans lesquels on ne saurait nier leur participation à son développement.

La gastrite chronique n'est point héréditaire, comme les gastralgies et le cancer de l'estomac. On ne peut lui assigner d'autres prédispositions que le tempérament sanguin et une grande facilité à contracter des phlegmasies gastriques.

S'il fallait en croire M. René Prus, le système nerveux serait le premier affecté dans le cancer gastrique ; il le serait plus essentiellement, du moins, que les systèmes sanguin, lymphatique et cellulaire , dont l'altération de nutrition et de sé-crétion ne serait qu'une suite de l'affection ner-veuse (1). Cette opinion diffère peu de celle que Schmidtmann avait déjà émise sur le même sujet. Suivant cet observateur , le spasme des parois du ventricule empêcherait la libre circulation des li-quides, les ferait stagner dans leurs vaisseaux et en formerait une masse, qui deviendrait squirrheuse (2). Mais deux réflexions bien simples suffisent pour faire sentir que ces théories sont erronnées. Si elles étaient vraies, les femmes , qui sont plus sujettes que les hommes aux maladies nerveuses, et notam-ment aux gastralgies, le seraient aussi au cancer gastrique , tandis que c'est l'inverse qui a lieu. Si elles étaient vraies , la plupart des affections ner-veuses et spasmodiques du principal organe diges-tif amèneraient le squirrhe de cet organe; ce qui n'est pas , il s'en faut de beaucoup. On est même fondé à penser que les gastralgies ne dégénèrent en cancer que chez les sujets qui y sont prédisposés ;

(1) *Recherches nouvelles sur la nature et le traitement du cancer de l'estomac.* Paris , 1828.

(2) *Summa observationum medicarum.* Berolini, 1826, t. III, p. 275.

car si cette funeste dégénérescence s'opérait par le
fait seul des névroses, sans prédisposition antérieure, elle serait presque aussi commune que ces
névroses, tandis qu'elle est excessivement rare.
L'observation prouve, en effet, que sur cent gastralgies il n'y en a peut-être pas une qui ait ce résultat. Quoique le cancer du ventricule ne soit pas
toujours, comme Broussais le prétendait, un produit de la gastrite chronique, il est vrai néanmoins
que cette inflammation passe plus facilement que
les névroses pures à l'état cancéreux. Ce qui porte
quelques médecins à croire que les affections nerveuses et inflammatoires de l'estomac dégénèrent
communément en cancer gastrique, c'est que les
premiers symptômes de ce cancer ont assez de rapports avec ceux d'une gastralgie, et surtout avec
ceux de la gastrite chronique, pour qu'il soit difficile de le distinguer de ces affections. Dans cette
obscurité, on croit souvent que la maladie n'est que
nerveuse ou inflammatoire, tandis qu'elle est déjà
squirrheuse. L'erreur étant dissipée par le développement des symptômes caractéristiques du squirrhe, on dit que la gastralgie, ou la gastrite chronique, qu'on avait cru reconnaître au premier
abord, a passé à l'état cancéreux. Aucun médecin
n'est à l'abri de cette erreur, qui devient très excu-
sable, tant elle est facile à commettre. Quelle que
soit, au surplus, la rareté des dégénérescences

dont nous parlons, elles peuvent avoir lieu, et c'est pour cette raison qu'on doit mettre les gastralgies et la gastrite chronique au nombre des causes occasionnelles du cancer de l'estomac.

Lorsqu'une maladie de cet organe a été produite par des hémorrhagies immodérées, des saignées trop copieuses ou trop fréquentes, l'abus des autres antiphlogistiques et notamment des boissons mucilagineuses, les jeûnes, la nourriture maigre, les excès vénériens, l'onanisme, etc., il est à peu près certain qu'elle n'est que nerveuse. Ces causes débilitantes pourraient cependant amener une prédisposition au squirrhe en appauvrissant le système sanguin, en donnant une grande prépondérance au système lymphatique, et en créant ainsi un état à moitié scrofuleux. Une température très chaude ou très froide, les temps orageux et les variations de l'atmosphère, les contentions d'esprit et les affections morales, déterminent également, quoi qu'on en dise, plus de névroses que d'inflammations chroniques et de cancers de l'estomac. On doit pourtant en excepter les chagrins qui, en frappant d'une manière spéciale sur le centre épigastrique, paraissent avoir une grande part dans la production de ces cancers. Mais les causes occasionnelles les plus puissantes, et les plus faciles à saisir, des inflammations et des lésions organiques du ventricule sont : l'intempérance, une nourriture crapuleuse, les aliments de mauvaise qualité, indigestes ou trop succulents ; les excès de café noir, de vins généreux, de liqueurs spiritueuses, de mets épicés ; l'usage des acides concentrés, les médicaments irritants, les contusions sur l'épigastre, etc. La plupart de ces agents occasionnent aussi des gastralgies chez les sujets qui y sont prédisposés ; mais il n'en est pas moins vrai que les causes de ce genre sont les plus capables d'enflammer l'estomac et de le rendre squirrheux. Voici quelques faits de cancer gastrique dans lesquels l'étiologie était évidente.

Un officier supérieur , âgé d'environ cinquante ans, d'une stature athlétique, avait pris un embonpoint énorme depuis qu'il était en disponibilité. Désirant rentrer dans l'armée active et faire la guerre d'Espagne de 1823 , mais craignant que son obésité ne fût un obstacle à son projet, il s'imagina de boire du vinaigre , pour se faire maigrir. Cette imprudence détermina un cancer de l'estomac , qui marcha avec une grande rapidité et le conduisit au tombeau moins de six mois après son apparition. Je ne pus en faire l'autopsie, parce qu'il est mort à la campagne ; mais il y avait eu des vomissements noirs, et l'on sentait distinctement une tumeur dure à la région épigastrique, ce qui ne laissait aucun doute sur la nature de la maladie.

On m'a assuré qu'un illustre maréchal avait également succombé à une affection cancéreuse du ventricule, amenée par la même cause et, ce qui est singulier, pour le même motif que la précédente. Ayant déjà commandé et remporté d'éclatantes victoires en Espagne, il ambitionna le commandement de l'armée que Louis XVIII y envoya en 1823. Mais plusieurs de ses amis, auxquels il parla de son désir, lui ayant représenté que son excessif embonpoint l'empêcherait de faire la campagne, il but du vinaigre pour se faire maigrir, et mourut ensuite d'un cancer gastrique. Ce fait m'a été rapporté par un ami du maréchal, son collègue à la chambre des pairs.

On lit dans *l'Histoire de l'Océanie*, par M. de Rienzi, que les habitants des îles Haouaï, qui sont très sujets à un embonpoint incommode, se font maigrir en buvant une liqueur acide nommée *kava*, qu'ils préparent, par la fermentation, avec le fruit du cocotier et diverses autres substances. Cette boisson ne manque jamais de produire l'effet qu'ils en espèrent; mais ils ne tardent pas à souffrir de l'estomac et à mourir dans le marasme. Ils succombent probablement à un cancer de cet organe; car l'abus des acides en est une cause des plus communes. Celui des liqueurs spiritueuses l'occasionne souvent aussi, surtout quand elles sont prises à jeûn.

M. V....., âgé de quarante-deux ans, d'une petite corpulence, boucher à Paris, aimait beaucoup l'eau de vie de cidre et en prenait tous les matins. Plusieurs années après avoir contracté cette habitude, il commença à éprouver vers la région cardiaque, une douleur sourde, qui augmentait par le passage des aliments. Il arrivait même quelquefois que les substances solides qu'il prenait, étaient rejetées de la partie inférieure de l'œsophage. Les sangsues, les cataplasmes émollients, les boissons mucilagineuses et le régime lacté, que je lui conseillai, n'apportèrent aucun soulagement. La douleur et la difficulté d'introduire des solides dans l'estomac firent, au contraire, assez de progrès pour me faire désirer une consultation. Le docteur Andry, qui fut appelé par la famille, ordonna des pilules fondantes et un emplâtre de même nature. Mais tout fut inutile ; la douleur, que l'opium ne calmait pas, devint atroce, des vomissements noirs se manifestèrent, et M. V....., ne pouvant plus avaler que des gorgées de liquides, mourut dans le dernier degré du marasme, au bout de dix mois de maladie. Il aurait même succombé plus tôt, si on ne l'eût pas soutenu, vers la fin, avec des lavements nutritifs. A l'autopsie, nous trouvâmes un squirrhe ulcéré du cardia, du volume d'un œuf, et l'ouverture de cet orifice tellement rétrécie qu'on pouvait à peine y introduire une plume à écrire. L'estomac, sain du reste, contenait environ deux verres de sanie noirâtre, d'une odeur infecte.

Les médicaments irritants peuvent aussi déterminer le cancer de l'estomac. Le fait que nous allons rapporter en est une preuve convaincante. Un de nos confrères, M. Montandon, âgé de quarante-sept ans, et d'une constitution lymphatique, avait exercé la médecine dans les colonies, d'où il revint en France avec des dartres. Arrivé à Paris, il consulta Biett, qui lui prescrivit l'eau arsénicale de Péarson. Cette médication, continuée six mois, fit disparaître l'éruption dartreuse ; mais elle fut immédiatement suivie de douleurs d'estomac, de difficultés à digérer, d'anxiétés épigastriques, de constipation, de flatulence, de rapports désagréables. Dans cet état, le malade partit pour les montagnes de la Franche-Comté, son pays natal. Il y a là une source d'eau minérale très ferrugineuse, qui est cependant peu connue. Espérant que cette eau lui ferait du bien, il en prit pendant son séjour dans ce pays. Son espoir ne fut point trompé : les maux d'estomac cessèrent, les digestions se rétablirent, et il se crut entièrement guéri. Mais ces maux n'étaient que palliés ; ils reparurent peu de temps après son retour à Paris, et les digestions devinrent encore plus fatigantes que la première fois. L'eau ferrugineuse qu'il fit venir de la Franche-Comté ne le soulageant plus, et l'affection gastrique faisant, au contraire, de nouveaux progrès, il demanda des conseils à M. Fouquier. Craignant, avec raison, un squirrhe de l'estomac, ce professeur lui ordonna, entre autres choses, de la magnésie, de l'eau de Vichy, un emplâtre de ciguë sur l'épigastre, un régime doux et très léger. Un long usage de ce traitement n'ayant produit aucun résultat avantageux, M. Montandon vint me consulter. Quoiqu'il n'eût pas encore éprouvé de vomissements et que l'on ne sentît pas la moindre tumeur à la région épigastrique, l'aspect général du sujet, sa maigreur, son teint blême, une douleur constante dans cette région, s'exaspérant au toucher et par l'ingestion des aliments trop copieux ou trop substantiels, l'absence de la fièvre et de l'hypocondrie, me firent également craindre une lésion organique de l'estomac. Je ne changeai rien, du reste, au traitement que M. Fouquier avait ordonné, si ce n'est que j'y ajoutai quelques prises d'opium, pour calmer la douleur qui devenait de plus en plus forte. Environ deux mois après, on me demanda en consultation avec ce professeur et M. Récamier. La maladie avait empiré rapidement : l'estomac rejetait presque tout ce qui y était introduit et de plus une matière noirâtre comme du marc de café ; la douleur était intolérable, la faiblesse extrême, le dépérissement complet, la figure décomposée, la mort imminente. Elle arriva, en effet, au bout de peu de jours, malgré tout ce que nous pûmes faire pour la retarder. Le corps n'a pas été ouvert, mais le cancer était devenu si évident qu'on ne pouvait plus le révoquer en doute. Il eût été plus sage de respecter des dartres nullement dangereuses, que de les échanger pour une maladie mortelle.

Il y a dans ce fait une chose très remarquable, c'est la guérison apparente qui a eu lieu par l'eau ferrugineuse. Cette eau a sans doute agi comme contrepoison, et elle aurait pu opérer une guérison définitive, si la liqueur arsénicale n'eût pas porté une atteinte trop profonde aux tissus de l'estomac. Quoiqu'il soit incomplet, ce résultat doit faire conjecturer que l'hydrate de peroxyde de fer n'est pas le seul contrepoison de l'arsenic, et que d'autres préparations ferrugineuses possèdent la même faculté. Il tend à prouver que l'eau qui contient du fer peut remédier aux mauvais effets que l'arsenic produit, quand on le donne comme médicament.

———

DIAGNOSTIC.

Tous les cancers de l'estomac sont idiopathiques. Je ne crois pas, du moins, que l'on puisse en citer un seul qui fût sympathique d'une autre affection.

Cela arriverait cependant, si une gastrite chronique ou une gastralgie sympathique entraînait le cancer du ventricule ; mais il ne serait sympathique qu'indirectement, et par l'intermédiaire de cette phlegmasie ou de cette névrose. Il en est autrement de ces deux maladies. Quoique leur siège primitif soit, en général, dans l'estomac, elles peuvent être excitées directement, et sans intermédiaire, par une affection située ailleurs. C'est ainsi que la gastrite chronique est quelquefois sympathique d'une inflammation latente de l'encéphale ou de ses enveloppes, et que la gastralgie est souvent sympathique d'une affection du cerveau, de la poitrine, de la moelle épinière, des ganglions ou plexus abdominaux, des reins, de la vessie, de l'utérus. En mon particulier, j'ai vu cette névrose dépendre de tubercules pulmonaires, d'une irritation encéphalique ou rachidienne, de l'état de grossesse. Ces gastralgies sympathiques sont même assez fréquentes pour faire croire à des médecins, fort instruits d'ailleurs, qu'il n'y en a pas d'idiopathiques et que leur point de départ est toujours le trisplanchnique selon les uns, le rachis selon les autres. Ce sont là deux opinions exclusives et erronnées, que l'examen attentif des faits dément chaque jour.

Les gastralgies et la gastrite chronique, si légères qu'elles soient, ne sont jamais complètement

latentes ; elles produisent toujours quelques malaises à l'épigastre et quelque trouble des fonctions
digestives. Le squirrhe de l'estomac peut, au contraire, exister longtemps avec l'apparence d'une
bonne santé, sans faire souffrir et sans troubler les
digestions. D'autres fois, il produit des douleurs
épigastriques plus ou moins vives, mais passagères
et n'empêchant pas les personnes qui les éprouvent
de vivre comme si elles se portaient bien. L'empereur était dans ce cas. On lit dans les mémoires sur
sa vie privée, qu'il était sujet à des douleurs d'estomac horribles, qui le forçaient souvent à se rouler
par terre, et cela dans les temps où il régénérait la
France et subjuguait l'Europe par ses immortelles
victoires. Ces douleurs venaient des commencements du cancer qui l'a fait mourir vingt-cinq
ans après. On concevra cet état obscur, en se rap-
pelant que le squirrhe du sein, le plus fréquent de
tous, est souvent indolent pendant sa première
période, et qu'il serait ignoré des années entières,
si la vue et le tact ne le faisaient pas reconnaître.
Or, ces moyens d'investigation n'étant d'aucun secours dans le squirrhe commençant de l'estomac,
on ne doit pas être surpris qu'il puisse rester longtemps inaperçu.

Quoi qu'il en soit, voici les premiers symptômes
qui attirent l'attention du malade et du médecin
sur cette maladie : langue pâle ou de couleur na-

turelle, bouche fade et pâteuse, quelquefois amère ou acide ; diminution de l'appétit , digestions laborieuses, notamment celles des substances solides ; gêne, angoisses, pesanteur, presque habituelles, dans la région de l'estomac, ou douleur sourde et profonde dans cette région, augmentant à la pression et se faisant sentir à jeûn, mais surtout immédiatement après l'ingestion des aliments ; haleine forte et nauséabonde, rapports ayant un mauvais goût, aigre ou caustique ; flatuosités très fréquentes , expulsion d'une grande quantité de gaz, tantôt fétides et tantôt inodores. Plus tard, la douleur épigastrique est quelquefois lancinante, elle s'exaspère de temps en temps et devient peu à peu continue ; les selles s'éloignent de plus en plus jusqu'à une constipation presque invincible ; nausées et légers vomissements , assez rares d'abord , de matières aqueuses, filantes, visqueuses ou glaireuses, aigres ou insipides. Dans la suite, quelques gorgées d'aliments sont rejetées après le repas. Le teint commence à s'altérer ; il devient pâle, blême, blafard.

Lorsque cette altération du teint, qui était si évidente chez Napoléon , malgré l'embonpoint qu'il prenait, est jointe aux symptômes ci-dessus, on peut la regarder comme le cachet ou l'empreinte du squirrhe de l'estomac, surtout quand elle est très prononcée. Mais elle peut être légère ou manquer tout à fait, et c'est dans ces cas qu'il est quel-

quefois difficile de distinguer ce squirrhe commençant de la gastrite chronique. En général cependant, cette inflammation offre, ainsi que le professeur Bouillaud en a fait la remarque (1), des
symptômes particuliers qui peuvent la faire connaître et empêcher qu'on ne la confonde avec l'affection squirrheuse. Ces symptômes sont : la rougeur, la sècheresse et le rétrécissement de la langue ; de la soif et des sensations de chaleur dans
l'estomac, un sentiment de constriction ou de barre
qui serre, à la manière d'une ceinture, la partie
inférieure du thorax ; une douleur épigastrique
plutôt incommode que vive et ne se faisant presque
jamais sentir à jeûn ; des vomissements plus rapprochés et moins réguliers que dans le cancer,
venant à des époques variables, avant ou après les
repas ; des coliques et de la diarrhée si, comme
cela arrive souvent, la phlegmasie s'est étendue
sur la muqueuse des intestins ; une petite fièvre
lente, qui redouble le soir ; une teinte violacée des
lèvres, des conjonctives, des joues mêmes, plus
prononcée pendant les digestions et les paroxysmes
fébriles que dans les autres moments. Cette teinte
est le reflet de l'inflammation chronique de la muqueuse de l'estomac, comme le teint blême,
plombé, etc., est celui du cancer gastrique, de

____

(1) *Dictionnaire de médecine et de chirurgie pratiques.*

telle sorte que, sauf les exceptions, ces deux maladies sont peintes sur la figure des sujets qui les éprouvent, et que la différence de couleurs qu'elles y produisent peut aider à les distinguer l'une de l'autre. Disons enfin que la gastrite chronique produit souvent des affections sympathiques de même nature qu'elle ; les plus remarquables sont des éruptions cutanées, comme l'érysipèle, des furoncles, l'eczéma, la couperose, des taches brunes sur la peau, des phlegmasies latentes de l'encéphale ou de ses enveloppes, des coups de sang. Ces phénomènes sympathiques n'ont pas lieu dans le squirrhe du ventricule, à moins qu'il ne soit compliqué de gastrite chronique, et ils viennent alors de cette phlegmasie, plutôt que de l'affection cancéreuse.

Quoiqu'il ne soit pas toujours facile non plus, à la première époque de cette affection, de la distinguer d'une gastralgie, la difficulté est moins grande que pour la gastrite chronique, attendu que les symptômes gastralgiques et cancéreux offrent des différences plus tranchées. C'est ce que l'on pourra voir en comparant ceux du cancer gastrique avec le tableau que j'ai tracé des gastralgies, et qu'il serait inutile de reproduire en entier. Il me suffira d'en extraire quelques uns de leurs principaux traits pour faire sentir que leur symptômatologie n'est pas la même que celle de cette lésion orga-

nique. Appétit naturel, diminué, augmenté, per-
verti, dépravé, capricieux, fantasque, déréglé;
digestion des liquides plus laborieuse que celle
des solides, tandis que l'inverse a lieu dans l'affection squirrheuse; travail digestif quelquefois
facile et s'accomplissant presque toujours, malgré
les malaises et les anxiétés qu'il produit souvent; haleine inodore, éructations d'air pur et sans
mauvais goût; douleur épigastrique fréquemment
plus vive que dans le squirrhe, d'autres fois moins
forte et même nulle, revenant par accès irréguliers,
s'irradiant sur les épaules et les parois du thorax,
diminuant, au lieu d'augmenter, par la pression et
l'ingestion des aliments; sensations variées, bizarres et extraordinaires dans l'estomac; battements
singuliers à l'épigastre. La névrose du ventricule
la plus facile à confondre avec le cancer de cet
organe, est celle qui a pour principal symptôme
le vomissement des substances alimentaires. On
aura cependant la presque certitude que ce vomissement n'est que spasmodique si le malade conserve son teint naturel, si ses forces et son embonpoint ne sont que peu ou point diminués. A part
les cas où les malades ont été épuisés par un mauvais traitement, cette apparence extérieure de la
santé existe, en effet, dans les affections nerveuses
des premières voies, et sert beaucoup à les faire
distinguer du squirrhe gastrique déclaré. Ce qui

appartient, en outre, aux gastralgies, et non à cette lésion de tissu, c'est une grande impressionnabilité du sujet et la présence des phénomènes nerveux qu'elles produisent sympathiquement à la tête, à la gorge, dans les poumons, au cœur, aux parties génitales, dans les muscles et ailleurs ; car il n'y a aucune partie du corps qui ne puisse en devenir le siège.

L'hypocondrie qui a son siège primitif dans l'estomac, vient également des gastralgies et contribue aussi à constater leur existence. Il m'a toujours paru, du moins, que l'affection morale qui caractérise cette vésanie dépendait des névroses des premières voies, plutôt que de leurs lésions organiques. Sa disparition au fur et à mesure que les gastralgies se dissipent, prouve d'ailleurs qu'elle en est une dépendance. Une autre preuve, c'est que l'hypocondrie se voit rarement dans les hôpitaux, où le cancer de l'estomac est commun ; tandis qu'elle est fréquente dans la société, où ce cancer est rare, comparativement aux névroses gastriques. La monographie de Chardel contient près de quarante observations de squirrhe du ventricule, constaté par l'autopsie. La plupart ont été recueillies à la clinique de la Charité et rédigées sous l'inspiration de Corvisart. Eh bien! le mot *hypocondrie* ne se trouve dans aucune de ces observations, ni dans les autres parties de l'ouvrage. Dira-t-on que si

Chardel et son illustre maître n'ont point fait mention de cette vésanie, c'est qu'ils l'auront oubliée ou méconnue? Une pareille assertion ne serait point admise par les médecins qui ont suivi, comme nous, les leçons de ce professeur, admiré la justesse de son coup d'œil et son étonnante précision dans le diagnostic. La seule interprétation que l'on puisse donner au silence qu'ils ont gardé sur l'affection hypocondriaque, c'est qu'elle n'existe pas dans le cancer gastrique. Selon moi, elle ne l'accompagne que quand il est compliqué de gastralgie; ce qui doit, il est vrai, arriver assez souvent, par des raisons que nous dirons bientôt. Telle est ma conviction à cet égard, que l'absence de l'hypocondrie dans une maladie chronique de l'estomac pour laquelle on me consulte, me fait trembler qu'elle ne soit cancéreuse, et les suites n'ont que trop souvent justifié mes craintes. — Bayle et Cayol ont donc eu raison de dire, dans le *Dictionnaire des sciences médicales*, que le cancer de l'estomac ne produit pas l'hypocondrie, et Broussais était dans l'erreur en la faisant dépendre de ce cancer et de la gastrite chronique. On dit que les maladies du bas ventre portent à la tristesse, à la mélancolie, au suicide, et cela est vrai; mais il faudrait ajouter, pour être exact, que ces phénomènes moraux résultent principalement des maladies abdominales dans lesquelles le système nerveux joue un grand rôle, et qu'ils sont d'autant plus légers que ce système est moins affecté.

Cette théorie s'applique à la plupart des aliénations mentales ; car les altérations de tissu, inflammatoires ou autres, de l'abdomen ou de la tête, ne troublent l'intelligence qu'en irritant les centres nerveux. Ce qui prouve que la folie ne part pas immédiatement de ces altérations de tissu, comme on le croit à tort, mais bien d'une simple lésion fonctionnelle, primitive ou secondaire, de ces centres , c'est qu'il arrive souvent qu'on ne découvre aucune affection organique à l'autopsie d'individus qui avaient perdu la raison, et qu'on en trouve, au contraire, de très prononcées chez d'autres personnes qui n'avaient jamais éprouvé le moindre désordre intellectuel. On sait, d'ailleurs, que beaucoup de vésanies, hypocondriaques et autres, se dissipent ; ce qui ne serait pas si elles dépendaient d'une lésion de structure.

Il est bon, je pense, de faire sentir que la gastrite chronique et la gastralgie ont le triste privilège de réagir sur les autres appareils, de propager leurs ravages par des phénomènes sympathiques, tandis que le cancer gastrique simple ne le possède pas. C'est là une dissemblance très remarquable, qui n'a pas été signalée jusqu'à ce jour, à ce que je crois, et qui doit puissamment contribuer à faire distinguer ce cancer de ces deux autres maladies. Il peut cependant infecter l'économie entière ; mais cette infection se fait par d'autres moyens : ce sont les vaisseaux absorbants qui, après avoir puisé le virus cancéreux à sa source, le répandent dans toutes les parties du corps. Il y a donc cette différence que la gastrite chronique et la gastralgie étendent leurs effets par sympathie, et l'affection cancéreuse par absorption.

Les différences de gravité de ces maladies sont également dignes de remarque. Le cancer gastrique, s'il n'est pas reconnu et bien traité pendant sa première période, conduit fatalement ses victimes au tombeau, sans que la nature fasse le moindre effort, opère la plus légère crise, pour les sauver. Quoique le traitement hygiénique y soit nécessaire, comme dans toutes les maladies, la guérison ne s'obtient que par une médication convenable. Les gastralgies ne sont point dangereuses et ne compromettent en rien la vie des individus qui en sont affectés, à moins qu'elles ne soient méconnues et mal traités, ou ne dégénèrent en d'autres maladies. Autrement elles se dissipent toujours avec plus ou moins de facilité, selon qu'elles sont récentes ou anciennes, et quelquefois après dix, quinze, vingt ans d'existence. Des crises manifestes peuvent en opérer la guérison. Leur traitement est bien moins dans les substances médicinales, que dans un régime doux, léger et substantiel, modifié suivant les idiosyncrasies, le degré de sensibilité des premières voies et les forces digestives. La gastrite chronique est plus grave que les névroses de l'estomac, mais beaucoup moins que l'affection cancéreuse de cet organe. Bien que la nature réagisse faiblement contre cette phlegmasie, et que les phénomènes critiques n'y soient pas communs, je l'ai vue se terminer par une éruption de nombreux furoncles cutanés. Son traitement est antiphlogistique. Il est vrai qu'on prétend l'avoir guérie par d'autres moyens ; mais ce n'était pas une véritable inflammation. C'était probablement une gastralgie, ou quelque autre affection du ventricule : car il ne faut pas s'imaginer que les névroses, les phlegmasies et les cancers embrassent toutes ses maladies : il est sujet à d'autres états morbides dont la nature n'est pas connue, et que l'on aurait tort de ne considérer que comme des formes de gastrite chronique ou de gastralgie. En séparant les névroses des inflammations gastriques, l'analyse a déjà répandu quelque lumière sur le diagnostic des maladies de l'estomac ; mais il lui reste beaucoup à faire pour dissiper la profonde obscurité dont la synthèse l'avait enveloppée, en s'efforçant de les ramener toutes à l'état inflammatoire.

La considération des causes prédisposantes et occasionnelles peut aussi répandre quelques traits de lumière sur le diagnostic. Si le malade, par exemple, était né de parents qui ont succombé au squirrhe gastrique, ou si les vices scrofuleux, arthritique, etc., avaient détérioré sa constitution, et s'il avait été soumis à l'une des causes qui déterminent ordinairement ce squirrhe, il deviendrait très probable qu'il en est affecté. Le doute, s'il y en a encore, se dissipera par la marche ultérieure de la maladie.

La seconde période du cancer de l'estomac s'annonce par l'augmentation des symptômes de la première, et par le développement de nouveaux phénomènes. L'appétit va en diminuant et finit par le dégoût complet de la nourriture; la bouche est plus mauvaise, quoique la langue soit toujours nette ou seulement blanche; la fétidité de l'haleine, les éructations aigres et caustiques, la flatulence et la constipation sont plus prononcées; les douleurs épigastriques plus fortes, les digestions plus difficiles; les nausées et les vomissements des substances solides deviennent plus fréquents, surtout quand le squirrhe siège au pylore; ces substances sont quelquefois mélées ou suivies de matières noirâtres. Le dépérissement, la faiblesse et l'état de langueur font de grands progrès; le teint s'altère profondément, il devient blême, plombé, jaune-paille, verdâtre, cancéreux. En secouant l'épigastre, on y entend le gargouillement des liquides; en le palpant, on peut y découvrir de la rénitence, ou une tumeur dure, plus ou moins volumineuse ; en le percutant, on y produit quelquefois un son mat, qui dénote la présence de cette tumeur. Le malade n'a plus de repos, il passe les jours et les nuits dans les souffrances. On voit des cas où son moral est si tranquille, qu'il ne pense, à la veille de mourir, qu'à son rétablissement. Le plus fréquemment néanmoins, il est morose, inquiet et effrayé de sa situation ; mais il ne présente pas, quand le cancer gastrique est simple, les désordres intellectuels qui caractérisent l'affection hypocondriaque, et qui accompagnent si souvent la gastralgie. Il n'a pas non plus les mouvements fébriles qui peuvent se rencontrer dans cette névrose, ni la fièvre lente qui se manifeste ordinairement avec la gastrite chronique. Le pouls est, au contraire, faible et lent, la peau terne et froide plutôt que chaude. Loin de pouvoir lutter contre le mal par une réaction, la nature est attérée, comme si un miasme délétère eût anéanti toutes ses forces. Tel est l'effet de la cachexie cancéreuse sur l'organisme.

Si ce tableau n'était pas complet, s'il y manquait quelques traits saillants, on pourrait encore, sans faire preuve d'ignorance, élever des doutes sur la nature de la maladie. C'est ainsi que la plupart des symptômes qui se passent dans les premières voies, et qu'on assigne au cancer de l'estomac, pourraient cependant, s'ils étaient seuls, être attribués à une autre affection de cet organe. Les vomissements de matières noirâtres, qui contribuent si puissamment à dévoiler les affections cancéreuses du ventricule, peuvent venir de l'hématémèse, du mélæna, de l'ingestion d'un aliment ou d'un médicament de couleur foncée, comme le chocolat ou l'extrait de ciguë. Le dépérissement, la faiblesse et la profonde altération du teint, quoiqu'ils aient également une grande valeur dans le diagnostic, ne suffisent pas non plus pour constater la présence d'un cancer stomacal. Le seul symptôme pathognomonique de cette maladie, celui qui dissipe tous les doutes, comme le professeur Andral l'a déjà fait remarquer (1), c'est une tumeur dure, plus ou moins volumineuse, à la région épigastrique; mais on ne la trouve pas toujours, elle échappe souvent aux recherches les plus minutieuses, et, dans ces cas, le meilleur pathologiste ne peut avoir la certitude qu'il existe un squirrhe de l'estomac que par l'ensemble des autres symptômes. L'aspect du malade concourt aussi à faire connaître cette lésion organique. Il est impossible de le décrire, mais l'œil exercé du médecin n'a pas de peine à le saisir. C'est une physionomie particulière, que j'appellerai cancéreuse, et qui diffère de celles que les gastralgies et la gastrite

(1) *Clinique médicale.*

chronique impriment aux personnes qui en sont atteintes.

A la vue des symptômes qui caractérisent le troisième degré du cancer de l'estomac, il n'est plus permis de le confondre avec les autres maladies de cet organe, lors même que l'on ne trouverait pas de tumeur ni de dureté à la région épigastrique. Les forces sont si complètement anéanties, et la faiblesse est telle que le malade ne peut plus se soutenir sur ses jambes et qu'il éprouve de fréquentes syncopes ; la maigreur est effrayante, elle constitue le marasme le plus avancé ; la figure est décomposée, grippée, hippocratique, cadavéreuse ; le teint de plus en plus altéré ; le pouls lent, faible, misérable, presque insensible ; la peau aride, terreuse, furfuracée : il y a quelquefois une infiltration plus ou moins considérable aux extrémités inférieures, de la bouffissure à la face, un épanchement dans l'abdomen. Le dévoiement remplace fréquemment la constipation. Les douleurs et les angoisses épigastriques sont souvent atroces, les rapports nidoreux ; l'haleine est infecte, la bouche horriblement mauvaise, le hoquet fatigant. L'estomac ne pouvant plus supporter d'aliments, ni même de boissons, les vomissements deviennent encore plus fréquents et plus copieux ; ils sont de couleur de lie de vin ou de chocolat à l'eau, de marc de café ou de suie détrempée. La plupart des malades meurent avec toute leur connaissance, en vomissant une quantité énorme de ces matières ; quelques uns en remplissent plusieurs cuvettes.

IRRÉGULARITÉS.

Le cancer de l'estomac ne suit pas toujours cette marche régulière. Il est sujet, comme les névroses de cet organe et la gastrite chronique, à une foule de nuances et d'anomalies qui ajoutent aux difficultés de son diagnostic. Sa durée n'a rien de fixe ; elle est au contraire des plus variables. On l'a vu suivre la marche des maladies aiguës et faire mourir ses victimes en peu de mois ; d'autres fois, sa marche est excessivement lente, et il les laisse vivre plus de vingt ans. Cette différence tient probablement à celle des constitutions individuelles, à ce que la maladie est simple ou compliquée, au régime, aux médications. On est en droit de penser, du moins, que le tempérament irritable, la complication phlegmasique, l'intempérance, des médicaments très actifs, font marcher le cancer avec rapidité ; tandis que son état de simplicité, la constitution lymphatique, la sobriété, une médication douce et calmante, doivent en ralentir la marche et prolonger les jours des personnes qui en sont atteintes. Quoi qu'il en soit, il ne produit, dans certains cas, que peu ou point de douleurs à l'épigastre ; dans d'autres, ce sont les vomissements qui manquent ou qui sont légers. Si l'on ne trouvait pas, en pareilles circonstances, de tumeur épigastrique, le squirrhe pourrait être ignoré jusqu'à l'ouverture du corps. Il offre d'autres irrégularités bien remarquables ; ce sont des rémissions, des intervalles de repos, des intermissions complètes, plus ou moins longues, de tous les symptômes. Je croyais autrefois que les cas de ce genre étaient des gastralgies ou des gastrites chroniques, que l'on prenait pour des affections cancéreuses. Ces interruptions, que la mobilité des névroses rend faciles, et que l'on comprend encore dans les phlegmasies, malgré leur plus grande fixité, me paraissaient difficiles à concevoir dans les lésions organiques, à cause de leur immobilité. Mais deux faits que j'ai observés depuis, m'ont prouvé que j'étais dans l'erreur à cet égard, et qu'un cancer gastrique qui s'est manifesté ouvertement, qui a même produit des vomissements noirs, permet quelquefois le retour d'une santé apparente. Il ne faut pas croire pour cela que la tumeur squirrheuse soit dissipée ; on doit seulement en conclure que son acuité s'est calmée, qu'elle est redevenue latente comme dans ses commencements. C'est un feu qui couve sous la cendre et qui se rallume à la moindre étincelle. La sévérité du régime prolonge cet assoupissement de la maladie et en retarde une nouvelle exaspération. Un fameux empirique, dont l'ignorance égale l'effronterie, hâte la mort des personnes affectées de cancer gastrique, les tue même en peu de jours, comme j'en ai vu trois exemples, en les gorgant d'une forte nourriture. Dans les faits suivants, ce sont aussi des écarts de table qui ont rappelé les symptômes et conduit rapidement les malades au tombeau.

M. P...., âgé de quarante-quatre ans, d'un tempérament bilieux et lymphatique, grand mangeur et aimant la bonne chère, réfugié italien, fut pris, après des excès de table, de douleurs d'estomac et de difficultés à digérer. Ces symptômes augmentèrent par degrés et arrivèrent au point qu'il ne pouvait plus supporter que des potages et quelque autres substances légères, qui ne passaient même pas toujours sans peine. Un de ses compatriotes, réfugié comme lui et médecin instruit, avait conseillé inutilement les antiphlogistiques ; puis le séjour de la campagne, des antispasmodiques, des révulsifs, etc., qui n'eurent aucun succès non plus. Craignant alors un engorgement des parois de l'estomac, il lui fit prendre de l'iode. Cette médication ne réussissant pas mieux que les précédentes, on m'appela en consultation, après dix-huit mois de maladie.

La langue était blanche, la bouche fade et l'appétit presque nul; la douleur de la région épigastrique augmentait peu à la pression et ne devenait forte qu'après l'ingestion des aliments; on ne trouvait aucune tumeur ni rénitence dans cette région, qui était, au contraire, souple au toucher; mais des substances alimentaires avaient été vomies de loin en loin. Il y avait des rapports nauséeux, des flatuosités et de la constipation; le teint était pâle, l'embonpoint considérablement diminué et la faiblesse assez grande pour empêcher le malade de sortir de son appartement. Le pouls était faible, le sommeil tantôt bon et tantôt troublé par les douleurs d'estomac, qui l'obligeaient quelquefois à se lever et à se promener dans sa chambre. Ennuyé de souffrir, triste et inquiet, M. P.... n'était cependant point hypocondriaque, mais il ne pouvait se livrer à aucun travail intellectuel, pas même à la lecture.

Ce cas ne me parut pas assez clair pour que l'on pût établir, de prime abord, un diagnostic certain. Dans le doute, je proposais un traitement qui devait guérir la maladie si elle n'était que nerveuse, et qui ne pouvait pas nuire si elle était squirrheuse. Il consistait à faire prendre des calmants, à rendre la nourriture un peu plus substantielle et à l'augmenter au fur et à mesure que les forces digestives le permettraient. Sous l'empire de

ce traitement, les douleurs d'estomac disparurent
en moins de deux mois ; les digestions se rétablirent parfaitement ; l'embonpoint, les forces et le
sommeil revinrent à leur état naturel ; le teint seulement resta pâle. Dans cette situation M. P....
recommença à donner des leçons de langue ita-
lienne, qu'il avait abandonnées depuis longtemps.
La guérison apparente dura près de six mois, et
je crus fermement, ainsi que son médecin ordinaire, qu'il n'avait eu qu'une gastralgie.

Nous étions dans l'erreur. Persuadé qu'il était
entièrement rétabli et qu'il n'avait plus de précautions à prendre, notre ancien malade oublia que
nous lui avions recommandé d'être sobre, alla
souvent dîner en ville, se donna plusieurs indi-
gestions, notamment une de choucroute et de
charcuterie, à la suite de laquelle tous les symptômes qu'il avait éprouvés se renouvelèrent. Les
douleurs d'estomac devinrent presque continuelles
et prirent, malgré de fortes doses d'opium, une intensité qu'elles n'avaient point eue la première fois.
On ne découvrait cependant pas de tumeur à la
région épigastrique ; mais l'amaigrissement rapide
du sujet, la chute complète de ses forces, la couleur plombée de sa figure, les vomissements,
d'abord de substances alimentaires, puis de matières noires, ne laissèrent plus de doute sur l'existence d'une affection cancéreuse de l'estomac,

que l'on trouva en effet à l'ouverture du cadavre.

L'autre fait dont je veux parler est celui que l'on trouve à la page 567 de mon second volume. Quoiqu'il y eût quatorze ans que les premières atteintes de la maladie s'étaient fait sentir, et que l'un de ses accès se fût terminé par des vomissements noirâtres qui me firent craindre une affection squirrheuse, je l'ai donnée pour une gastralgie, parce qu'elle avait eu de longues intermittences, et que le malade était si bien, à l'époque où j'ai publié son observation, qu'on pouvait espérer son rétablissement définitif. Deux nouvelles années d'interruption des symptômes et d'une santé qui semblait à peu près parfaite, vinrent encore fortifier cet espoir. Les suites prouvèrent cependant que je me trompais, et que la maladie était un cancer de l'estomac. Après ces deux années d'une guérison apparente et que l'on regarda dans le pays comme miraculeuse, le malade, se croyant tout à fait rétabli, ne s'astreignit plus à la sobriété qui l'avait sauvé jusqu'à ce jour, et les fautes de régime qu'il commit amenèrent une rechute que rien ne put calmer. Cet infortuné eut le courage, malgré les douleurs d'estomac et les vomissements qu'il éprouvait, le dépérissement et la faiblesse dans lesquels il était tombé, de se mettre en route pour venir consulter à Paris ; mais il fut obligé de s'arrêter à six lieues de la capitale, d'où il m'envoya chercher. Douze heures après mon arrivée près de lui, il rendit le dernier soupir en vomissant des flots de matière noire. La fatigue d'une route de plus de cent lieues, que la prudence ne permettait pas, a sans doute hâté cette funeste terminaison. Les voyages conviennent aux individus qui n'ont que des maladies nerveuses ; mais ils sont dangereux pour ceux qui ont des lésions organiques.

Il me serait facile de dire que ces deux maladies étaient nerveuses en commençant et qu'elles sont ensuite devenues squirrheuses. Cette explication pourrait satisfaire les médecins qui croient que les gastralgies dégénèrent souvent en cancer du ventricule ; mais elle serait contraire à la vérité. Les profondes réflexions auxquelles je me suis livré sur ces faits m'ont convaincu, du moins, qu'ils étaient squirrheux dès leur origine. Le premier ne présentait même aucun phénomène nerveux, et peut être considéré comme un cancer gastrique simple. Ce qui m'a fait hésiter sur son diagnostic, c'est que je ne connaissais pas encore assez, à l'époque où je l'ai observé, les différences symptômatologiques des maladies de l'estomac. Quant au second, il était réellement compliqué de quelques phénomènes nerveux qui, joints aux fréquentes et longues interruptions des symptômes, que je croyais alors incompatibles avec l'existence d'une lésion de tissu, m'en ont imposé sur sa nature.

Il existe cependant d'autres cas de ce genre. On lit dans le *Mémorial de Sainte-Hélène* que Charles Bonaparte, père de l'empereur, éprouva une amélioration si considérable, dans un séjour qu'il fit à Paris, qu'on le crut sauvé. Mais de retour à Montpellier, il eut une rechute qui devint promptement mortelle.

COMPLICATIONS.

On a dit et répété que les gastralgies et la gastrite chronique entraînaient le cancer de l'estomac ; mais on n'a peut-être pas assez dit que ce cancer entraînait, à son tour, ces névroses et cette inflammation. Il n'y a cependant rien de plus vrai ni de plus facile à concevoir. Le squirrhe stomacal est un corps étranger, une épine, si l'on veut, qui irrite les parties environnantes, comme le fait un tubercule pulmonaire ou une glande scrofuleuse, et produit de cette manière tantôt une gastralgie et tantôt une gastrite chronique, selon les dispositions individuelles. De là vient que ce squirrhe s'accompagne souvent d'une nuance plus ou moins prononcée de l'une ou de l'autre de ces affections, et notamment de gastralgie. Or, cette névrose et cette gastrite consécutives occasionnent des symptômes nerveux ou inflammatoires, qui compliquent ceux de la tumeur cancéreuse et augmentent encore l'obscurité de son diagnostic. On aurait pu débrouiller ce chaos par une analyse judicieuse des symptômes, tandis qu'on l'a embrouillé davantage en les attribuant tous à cette tumeur. On a oublié que l'analyse, qui a répandu tant de lumière sur l'anatomie pathologique du cancer gastrique, en éclaire aussi la symptômatologie. Lisez la plupart des descriptions générales de ce cancer, et vous y trouverez pêle-mêle les symptômes des trois maladies que nous cherchons à distinguer. C'est ainsi qu'on y voit figurer la rougeur de la langue et la fièvre hectique, qui appartiennent à la gastrite chronique ; l'hypocondrie et la boulimie, qui dépendent d'une gastralgie. Loin de causer la faim canine, le cancer gastrique produit, quand il est simple, le dégoût de la nourriture. Je le répète, lorsque ce cancer s'accompagne de symptômes inflammatoires ou nerveux, c'est qu'il y a en même temps gastrite chronique ou gastralgie, parce que ces symptômes partent d'une phlegmasie ou d'une névrose gastrique et non de la tumeur cancéreuse elle-même, qui ne les occasionne point lorsqu'elle est dégagée de toute complication.

Il résulte de ces considérations que la gastrite

chronique, à laquelle Broussais attribue le cancer de l'estomac, et les affections nerveuses de cet organe, que René Prus et Schmidtmann regardent comme le principe de ce cancer, en sont plus souvent des effets que des causes, c'est à dire qu'elles sont plus souvent consécutives que primitives. Qu'on examine attentivement, sans idées préconçues, le développement de ces complications, et l'on verra que les sujets chez lesquels la gastralgie ou la gastrite chronique précède le cancer, sont beaucoup moins nombreux que ceux où c'est le squirrhe qui commence et qui entraîne l'affection nerveuse ou inflammatoire. Quoi qu'il en soit, cette manière d'envisager le cancer gastrique, de le décomposer en plusieurs éléments, est fondée sur la symptômatologie, les lésions de tissu et la thérapeutique. N'est-il pas vrai qu'il y a des cas où ce cancer ne présente que les symptômes exposés dans la description générale que nous venons d'en faire, et qu'il y en a d'autres dans lesquels il offre , en outre , ceux d'une affection nerveuse de l'estomac, ou d'une phlegmasie de cet organe? N'est-il pas également vrai que l'autopsie montre souvent la tumeur cancéreuse seule , et que dans d'autres circonstances cette tumeur est entourée de traces , plus ou moins prononcées, d'inflammation ? N'est-il pas vrai enfin, qu'aux fondants et aux apéritifs, qui doivent constituer le traitement spécial du cancer de l'estomac, les bons médecins ajoutent souvent, soit des adoucissants et des antiphlogistiques , soit des antispasmodiques et des narcotiques ? Ce n'est pas pour guérir l'affection cancéreuse qu'ils font ces additions au traitement; c'est pour calmer l'état inflammatoire ou nerveux qui l'environne, sans en être partie essentielle, et qui se décèle à leurs yeux par les symptômes qui lui sont particuliers. En disant que le squirrhe du ventricule est fréquemment compliqué de gastrite ou de gastralgie , je ne fais donc autre chose que de formuler en termes plus expressifs ce qui est dans la pensée des véritables patriciens. On comprendra facilement cette pensée et ce que j'entends par complication inflammatoire ou nerveuse de ce squirrhe, si l'on se rappelle que celui du sein s'entoure quelquefois d'une inflammation pour laquelle on emploie les émollients , et qu'il peut occasionner, chez les femmes très sensibles, des phénomènes nerveux qui nécessitent l'usage des anodins. Tous les cancers même, quel qu'en soit le siège, produisent quelquefois un état nerveux ou phlegmasique , et ceux qui se développent dans les tissus de l'estomac plus que les autres, à cause de la sensibilité exquise de cet organe, du grand nombre de nerfs qu'il reçoit et de son aptitude à s'enflammer ou à se névroser. Sans la méthode analytique , dont notre célèbre maître Pinel a fait une heureuse application à la méde-

cine, et qui consiste à procéder du simple au composé, à étudier le cancer gastrique dans son état
de simplicité, puis dans ses complications, on n'aurait que des idées confuses sur cette maladie et
l'on s'exposerait à l'aggraver, au lieu de la guérir ou
de la pallier. Avec cette méthode, tout s'éclaircit ;
la tumeur cancéreuse constitue l'affection princi-
pale ; la gastrite chronique et la gastralgie ne sont
que des causes ou des effets de cette tumeur, et sa
thérapeutique devient rationnelle.

Il est singulier que des médecins qui admettent
les cancers squirrheux, encéphaloïde, aréolaire et
l'ulcère cancéreux primitif, démontrés par l'anatomie pathologique, s'efforcent de prouver que ces
différents états morbides de l'estomac, ne sont que
des produits d'une inflammation ou d'une irritation
nerveuse de cet organe. Si nos connaissances actuelles ne permettent pas d'assigner à chacun
d'eux des caractères extérieurs propres, et si nous
sommes obligés, faute de pouvoir les distinguer
les uns des autres sur le vivant, de les étudier en
masse, il faudrait au moins convenir qu'ils existent
par eux-mêmes, et indépendamment de toute autre maladie. Les faits de cancer gastrique simple
sont même plus fréquents que ceux dans lesquels il
y a des phénomènes inflammatoires. En voici un,
que j'emprunte à la monographie de Chardel, et
qui donne une idée juste de cet état de simplicité.

« Un domestique, âgé de 50 ans, qui paraissait avoir dû être d'une forte constitution , et dont la manière de vivre avait toujours été régulière, fut reçu , le 13 frimaire an VII , à la salle de la clinique interne; il avait commencé à dépérir quelques années avant cette époque , mais d'une manière presque insensible. La bouche devint fréquemment mauvaise, l'appétit se perdit peu à peu, la diminution graduelle des forces finit par les anéantir complètement ; les digestions, d'abord lentes, s'altérèrent enfin tout à fait, il fut réduit à ne pouvoir prendre que les aliments les plus légers. Des maux de cœur, des nausées, des crachotements, le tourmentaient continuellement depuis quatre mois. La bouche était aussi beaucoup plus mauvaise; il éprouvait plusieurs fois le jour, particulièrement après les repas, des vomissements d'une espèce de salive glaireuse, sans qu'il rejetât les aliments qu'il venait de prendre; il redoutait infiniment de manger, dans la crainte d'exciter ces incommodes vomituritions. Il rendait de cette manière, dans les vingt-quatre heures, à peu près quatre pintes d'une matière glaireuse, tenace, visqueuse, d'une saveur acide, qui sur la fin lui laissait la bouche comme empoisonnée.

« Sa faiblesse était extrême, le moindre mouvement l'accablait; le ventre et les extrémités inférieures offraient de l'empâtement, le visage tendait

4

à la bouffissure ; la langue ne présentait pas l'aspect saburral , quoique la bouche fût horriblement mauvaise et fétide. Il rapportait toutes ses douleurs aux parties situées au dessous de l'appendice xyphoïde. En exerçant sur cette région une pression graduée, on sentait obscurément une tumeur qui paraissait peu volumineuse. La constipation était habituelle ; depuis quelque temps , de vives coliques se renouvelaient souvent ; les urines coulaient d'une manière très irrégulière, la déglutition des liquides s'exécutait difficilement.

« Les renseignements les plus exacts ne découvrirent d'autres causes à cette maladie qu'un long et profond chagrin.

« L'infusion de tilleul et des potions calmantes apportèrent, pendant les six ou sept premiers jours, un soulagement sensible, les crachotements et vomituritions se modérèrent, la bouche ne fut plus aussi empoisonnée ; mais les douleurs d'estomac et la constipation persistèrent toujours, le malade ne se refaisait point.

« On crut devoir soutenir les forces au moyen de cordiaux et de toniques ; ils parurent n'agir ni en bien ni en mal ; ils excitèrent cependant un sentiment de chaleur dans l'estomac, sans relever le pouls, qui resta faible et misérable.

« Le 28, les nausées et les vomissements recommencèrent, le malade qui jusque là n'avait vécu que de crèmes de riz très légères, se hasarda de manger un peu de pain, ce qui le fatigua beaucoup.

« Il expira le 29, sans plaintes, sans agonie, et presque en parlant.

« *Autopsie.* Un squirrhe ulcéré s'étendait de l'orifice cardiaque et de la terminaison de l'œsophage à toute la petite courbure de l'estomac ; un paquet de glandes lymphatiques composait supérieurement la tumeur qui, du côté de la cavité du ventricule, avait à peu près l'apparence de choux-fleurs vénériens, et formait un hideux ulcère, qui exhalait une odeur acide d'une fétidité insupportable.

« Supérieurement, la tumeur adhérait à l'épiploon gastro-hépatique qui se confondait avec elle, à la face convexe du moyen lobe du foie, au pancréas ; néanmoins, cette glande ne présentait aucune altération sensible. Le foie offrait au contraire, au lieu de l'adhérence qui était intime, un gros tubercule d'une matière blanche, ressemblant à de l'adipocire ; l'orifice pylorique paraissait parfaitement sain. »

Il n'y avait pas l'ombre de phlogose autour de ce cancer gastrique ni aux environs des autres, si nombreux qu'ils soient, rapportés par Chardel. On n'en voyait aucune trace non plus dans l'estomac d'un individu mort de cette maladie, et dont l'observation, recueillie par Valsalva, se trouve dans la XXXe lettre anatomico-médicale de Morgagni.

« Un homme d'environ cinquante-quatre ans avait déjà commencé à éprouver une légère maigreur dans tout le corps depuis cinq à six mois, lorsque au commencement d'août de l'an 1689, il se joignit à ce symptôme un vomissement incommode d'une matière qui ressemblait à de l'eau teinte de rouille. Une matière de la même nature était rendue aussi par les selles, tantôt dans le même temps que le vomissement, tantôt sans celui-ci : toutefois les déjections n'étaient pas toujours de cette matière. Cependant à peine quelques douleurs se faisaient-elles sentir à la région de l'estomac. Mais le médecin ayant administré du sel d'absinthe, il en résulta un tel malaise à l'estomac qu'il n'en fut plus donné par la suite. Enfin le vomissement de la même matière persistant, le pouls devint insensiblement languissant, et la mort s'en suivit le 13 novembre.

« *Examen du cadavre.* Toutes les articulations étaient flexibles, ce qui ne se rencontre pas très fréquemment sur les autres sujets. Il y avait dans l'estomac du côté du pylore, une tumeur cancéreuse ulcérée, qui sembla être formée d'un amas de glandes, lesquelles rendaient, par la compression, une humeur semblable à du sperme humain. Cet organe contenait trois livres d'une matière à peu près de la même nature que celle qui était rejetée par le vomissement. Entre l'estomac et la rate, il y avait deux petits corps glanduleux de la grosseur et de la forme d'une fève, et peu différents, par leur substance, de la tumeur qui a été décrite dans l'estomac. Voilà ce que présentait le ventre ; mais dans la poitrine, le poumon droit était légèrement enflammé par derrière, et partout où on les incisait l'un et l'autre, il s'écoulait de la sérosité. Des concrétions polypeuses s'étendaient du ventricule droit du cœur dans l'artère pulmonaire ; une plus petite s'introduisait du ventricule gauche dans la veine du même nom. »

Ces faits sont plus que suffisants, je crois, pour faire sentir que l'opinion qui, par un reste de physiologisme, n'attribue le cancer de l'estomac qu'à la gastrite chronique, est erronnée. Reproduisons maintenant une observation dans laquelle cette phlegmasie a laissé des marques de son existence. Elle appartient aussi à Valsava, et Morgagni l'a consignée dans sa XXIXe lettre.

« Un homme âgé de soixante ans, d'un tempérament bilieux, avait commencé à se plaindre déjà depuis plusieurs années d'une débilité et d'une douleur de l'estomac, lorsqu'il se manifesta aux environs de cette région une dureté au dessous de laquelle on sentait en outre, avec une certaine tension de tout le ventre, quelques globules durs, mais facilement mobiles. La palpation du ventre faisait reconnaître un liquide épanché dans sa cavité. Il y avait de fréquents borborygmes dans les intestins et de fréquentes éructations de vents. Le vomissement revenait une fois quelques heures après les repas ; du reste, il avait lieu rarement dans les premières années de la maladie. Cependant le sujet urinait peu, était fort altéré et se plaignait d'une sécheresse de la langue; le pouls était faible et petit. Quoique une grande quantité de sérosité ait été rendue par les voies urinaires, et que le ventre se fût désenflé, toutes les autres incommodités devenaient de plus en plus graves chaque jour, et la matière du vomissement dans les derniers mois de la vie était une sorte de sérosité fuligineuse et fétide, au point que le malade lui-même disait qu'elle avait la fétidité de la chair putréfiée. Enfin ses forces diminuèrent peu à peu, et il mourut en balbutiant.

« *Examen du cadavre.* Le ventre contenait encore une ou deux livres de sérosité semblable à l'eau dans laquelle on a récemment lavé de la chair. Tout l'épiploon était contracté et formait quelques tubercules d'une couleur variée, qui suivaient ses mouvements. L'estomac était rempli d'une sérosité de la même nature que celle qui était rejetée par le vomissement ; mais il était endurci dans son tiers environ, et cette partie s'étendait jusqu'au pylore, qui était tellement rétréci, que les aliments digérés pouvaient à peine le traverser. Au reste, quoique toute cette partie dure présentât intérieurement, après avoir été divisée, une substance blanche et solide, qui la composait, cependant, dans la face qui regardait la cavité de l'estomac, elle ressemblait parfaitement par sa couleur et par sa fétidité à de la chair putréfiée parsemée de quelques points rouges. »

La sècheresse de la langue et la grande soif dont ce malade se plaignait, et que l'on a dû remarquer parmi les symptômes de la maladie, pouvaient indiquer une inflammation de la muqueuse gastrique, et l'autopsie a prouvé qu'elle existait réellement ; car les points rouges, la couleur et la fétidité de la chair putréfiée que l'on apercevait à la face de la tumeur qui regardait la cavité de l'estomac, en étaient des traces. Mais elle était trop légère pour que l'on puisse croire qu'elle eût déterminé la lésion organique. Il est plus vraisemblable que le squirrhe s'était, au contraire, développé le premier, et que la muqueuse ne s'était enflammée qu'après. Une chose certaine, c'est que les symptômes de cette inflammation ne sont mentionnés qu'à une époque avancée du mal, tandis qu'ils auraient dû l'être à son début, si elle eût été primitive. Ce qui doit faire comprendre, d'ailleurs, que le squirrhe était l'affection première et le résultat même d'une diathèse cancéreuse, c'est que l'épiploon présentait aussi des tubercules squirrheux. Ces squirrhes concomitants, qui sont tantôt adhérents à celui de l'estomac et tantôt isolés, suffiraient même, à défaut d'autres preuves, pour démontrer que le cancer gastrique est une maladie particulière et indépendante de toute autre affection. Je ne crois pas, du moins, que l'on puisse soutenir, sans se rendre coupable d'absurdité, que les tumeurs squirrheuses de l'épiploon, du mésentère, du pancréas, de la rate, du foie, etc., qui se développent en même temps que celle de l'estomac, et qui existent quelquefois seules, ne soient autre chose qu'un effet d'une irritation nerveuse ou d'une inflammation chronique de cet organe. Quoi qu'il en soit, le dernier fait que nous venons de rapporter était un cancer du ventricule compliqué de gastrite chronique. Je tenais à le mettre sous les yeux du lecteur, afin de lui donner une idée nette de cette complication, qu'il pourra étudier plus en grand, en comparant d'autres faits de même nature avec ceux du cancer gastrique simple. Les autopsies que le professeur Bouillaud a consignées dans l'article *Cancer de l'estomac* du *Dictionnaire de médecine et de chirurgie pratiques*, et dans lesquelles on trouve des marques très prononcées de phlegmasie, pourront servir à faire cette comparaison. Il est seulement à regretter que ce professeur n'ait pas donné l'historique des symptômes que ses malades avaient éprouvés; on y verrait, je n'en doute pas, ceux qui annonçaient la gastrite, et l'examen comparatif ne laisserait rien à désirer, bien que la complication inflammatoire du squirrhe de l'estomac soit plus apparente sur le cadavre que pendant la maladie.

C'est l'inverse qui a lieu dans la complication nerveuse : manifeste sur le vivant, on ne la retrouve plus à l'autopsie, par la raison toute simple que les névroses ne laissent aucune trace de leur existence. Les indices les plus fréquents et les plus immédiats de cette complication sont des désordres de l'appétit, et notamment des alternatives de boulimie et d'anorexie; des sensations bizarres et extraordinaires dans l'estomac, des frémissements, des oscillations, des tremblements et des pulsations à la région épigastrique. Ces derniers phénomènes sont passagers et se renouvellent par des causes physiques et morales qui agissent immédiatement sur le ventricule, telles que les émotions de l'ame et les digestions pénibles. La douleur aiguë qui accompagne souvent le squirrhe stomacal peut, à la rigueur, être mise sur le compte d'une névralgie qui le complique, car elle tient aussi à une excitation nerveuse. Les effets de cette excitation se bornent quelquefois au canal digestif; dans d'autres cas elle ébranle tout le système nerveux et donne lieu à la plupart des phénomènes sympathiques d'une gastralgie primitive, et particulièrement aux troubles de l'intellect qui constituent l'hypocondrie. Ce qu'il y a de plus remarquable, et que l'on ne doit pas perdre de vue, c'est que, de même qu'une névrose gastrique simple, celle qui est produite par un cancer du ventricule peut affecter la tête ou quelque autre partie éloignée, sans se manifester par des phénomènes épigastriques. La complication dont je parle s'est présentée plusieurs fois à mon observation ; elle m'a paru facile à reconnaître à l'existence simultanée des symptômes gastralgiques et cancéreux.

TRAITEMENT.

Ce que l'on a écrit sur la thérapeutique du cancer de l'estomac se ressent des incertitudes de son diagnostic, de la diversité des théories et des idées systématiques qu'on a émises sur sa nature. Les médecins qui attribuent au système nerveux une grande part dans sa formation, préconisent les antispasmodiques et les sédatifs. Ceux qui ne voient dans ce cancer qu'une forme de la gastrite chronique, insistent sur les antiphlogistiques, et se consolent de ne pouvoir le distinguer de cette inflammation en disant que le traitement est le même. Les

uns et les autres s'attachent trop aux complications, et ne pensent pas assez à l'affection princi-
pale, qui fait des progrès et peut devenir incurable pendant qu'ils ne s'occupent qu'à combattre la
névrose ou la phlegmasie qui l'environne. Certains
d'entre eux, convaincus que le squirrhe du ventricule est mortel, quoi que l'on fasse, se bornent à
conseiller un régime très adoucissant, la diète
blanche, les laitages et les farineux légers, la petite bière au lieu de vin, les mucilagineux sucrés,
les végétaux et toutes les substances alimentaires
que l'estomac supporte le mieux. C'est à peu près
le traitement de la gastrite chronique, moins les
sangsues, qu'ils réservent pour les cas de fortes
douleurs, ou de pléthore. Mais ils y ajoutent l'o-
pium, l'extrait de jusquiame, etc., et, dans les circonstances où ces narcotiques, à hautes doses, ne
produisent pas un soulagement notable, l'extrait
de ciguë, non, disent-ils, comme fondant, mais
comme sédatif spécial, dans le but de changer,
d'une manière quelconque, le mode de sensibilité
de l'estomac, ou plutôt d'en diminuer l'innervation,
d'enrayer par là et de rendre stationnaire le travail
organique du squirrhe. Ils recommandent enfin,
et c'est leur meilleure prescription, de modifier le
traitement selon l'intensité de la maladie, la pré-
dominance des symptômes et les dispositions particulières du malade.

Ce traitement mérite le reproche que l'on est en droit de faire à tous les traitements exclusifs ; c'est d'être conseillé pour tous les malades, tandis qu'il ne convient qu'à quelques uns. Il est utile pour pallier le squirrhe stomacal compliqué de gastrite chronique ; mais il serait nuisible dans celui qui est simple ou compliqué de névrose. J'ai presque constamment remarqué, du moins, que les personnes qui étaient dans ces derniers cas supportaient mieux le régime un peu substantiel que le régime atonique. Quant aux opiacés et aux autres narcotiques, ils conviennent dans toutes les circonstances où il y a de la douleur, mais plus particulièrement dans celles où les phénomènes nerveux sont les plus prononcés ; car ils ne seraient pas toujours sans inconvénients lorsque ce sont les phénomènes inflammatoires qui prédominent. Or, les faits dans lesquels le cancer de l'estomac est à son état de simplicité, ou compliqué d'une affection nerveuse, étant plus fréquents que ceux dans lesquels ce cancer s'accompagne de phlogose, il en résulte que le traitement des gastralgies doit être employé plus souvent, comme palliatif, que celui de la gastrite chronique.

D'autres médecins, plus dans le vrai, en considérant la tumeur squirrheuse comme l'affection essentielle, moins désespérants d'ailleurs et moins fatalistes, cherchent à la dissoudre par des remèdes

fondants et apéritifs, introduits à l'intérieur et appliqués au dehors ; par des cautères, des moxas ou des
sétons à la région épigastrique, par des eaux minérales, et notamment celles de Vichy. Ce traitement
a produit des succès incontestables. René Prus rapporte, d'après le docteur Terrier, un exemple de
guérison obtenue par l'usage intérieur de la ciguë,
qui est généralement regardée comme dissolvante
et sédative.

« Un perruquier, âgé de trente-cinq ans, blond,
d'un tempérament bilioso-sanguin, après avoir fait
les campagnes de la révolution, pendant lesquelles
il se livra immodérément à l'usage des liqueurs al-
cooliques, s'établit à Paris, et continua pendant
quatre années d'abuser de ces mêmes liqueurs.

« Il apprit alors que sa mère, demeurant à Ram-
bouillet, était dangereusement malade : il invita
M. Dupuytren à aller la voir avec lui. M. Dupuytren reconnut que cette femme, âgée d'environ
soixante ans, était attaquée d'un cancer du pylore,
devenu incurable par suite de ses ravages : en effet,
cette femme succomba quinze jours après.

« A peine le fils fut-il de retour à Paris, qu'il
fut pris de douleurs lancinantes dans la région épigastrique. Ces douleurs se prolongeaient dans l'é-
tendue du canal intestinal, et aussitôt après avoir
mangé, ce jeune homme avait des vomissements.
M. Dupuytren reconnut, par le toucher, que le py-

lore était dans un état d'engorgement. L'usage soutenu pendant deux mois de pilules faites avec l'extrait et la poudre de ciguë, administrées méthodiquement, a fait disparaître successivement les accidents et la tumeur.

« Le malade se croyant guéri ne voulut pas continuer l'usage des pilules, qu'il prenait à la dose de six ou huit grains en vingt-quatre heures. Cinq mois après aucun accident n'avait reparu, seulement le malade ressentait assez constamment de la gêne dans la région pylorique ; et s'il lui arrivait de boire du vin pur et surtout de l'eau-de-vie, il éprouvait un état d'angoisses très pénible. »

René Prus s'étonne de l'influence qu'une émotion douloureuse a exercée sur le développement de cette maladie. Sa surprise aurait cessé si, moins préoccupé de l'action nerveuse sur la production du squirrhe de l'estomac, il eût réfléchi que la mère de ce perruquier venant d'en mourir, il avait probablement une disposition héréditaire à le contracter. Il est vraisemblable même que l'abus des spiritueux l'avait déjà fait éclore, et que l'émotion morale n'a eu d'autre effet que de l'exaspérer. On croira difficilement, du moins, qu'elle ait produit tout à coup l'engorgement pylorique reconnu par Dupuytren.

Un homme de quarante-cinq ans et d'un tempérament bilieux, près duquel j'ai été en consulta-

tion, il y a qnelques mois, avec le docteur Gratiot
de la Ferté sous-Jouare, présentait les symptômes
suivants : langue blanche, bouche pâteuse et amère,
appétit nul, haleine et rapports nauséeux, douleur
sourde à l'épigastre, s'exaspérant à la pression et
par l'ingestion des aliments; difficultés à digérer,
surtout la viande, pour laquelle il avait une répugnance invincible, et cela depuis qu'on lui avait
fait prendre du fiel du bœuf; vomissements glai-
reux, tumeur dure et allongée vers le grand cul-
de-sac de l'estomac, paraissant occuper la paroi
antérieure de cet organe; flatuosités, constipation,
teint jaune-paille, maigreur et faiblesse extrêmes.
Les antiphlogistiques et les amers ayant été employés inutilement, et le diagnostic ne laissant aucun doute sur la présence d'un squirrhe gastrique,
nous conseillâmes l'eau de Vichy coupé avec le
lait d'ânesse, un emplâtre de Vigo et d'extrait de
ciguë, une alimentation douce et des plus légères.
A l'aide de ce traitement, la tumeur stomacale a
sensiblement diminué de volume et cessé d'être
douloureuse, l'appétit et le désir de la viande ont
reparu, les digestions sont devenues faciles, les
selles se sont rétablies, le teint s'est éclairci, le
malade a repris un peu de forces et d'embonpoint,
et il se félicite aujourd'hui d'un bien-être inaccou-
tumé. On ne peut pas dire qu'il soit rétabli, puisqu'on sent encore distinctement la tumeur épigas-

trique; mais cette amélioration est assez considérable pour nous faire espérer sa guérison, et, quoi qu'il arrive, on ne pourra méconnaître chez lui les effets avantageux de la médication fondante, que nous rendrons plus active, si le mieux ne continue pas.

M. Gratiot, médecin instruit et digne de foi, m'a rapporté qu'il avait guéri une tumeur squirrheuse ou plastique, comme il l'appelle, qui siégeait dans le flanc gauche d'une dame d'environ cinquante ans, et probablement dans les parois du colon. Il obtint ce succès avec des bains, un régime extrêmement ténu et une médication dissolvante, qu'il nomme antiplastique, et dont des pilules de calomel et d'extrait de ciguë faisaient la base. Cette dame n'a éprouvé aucune rechute depuis plus de deux années qu'elle est rétablie, bien que les rudiments de sa tumeur paraissent toujours exister.

Indépendamment de ces faits et de quelques autres dont nous parlerons plus tard, qui tendent à prouver la possibilité de guérir le cancer de l'estomac par les fondants et les apéritifs, nous invoquerons le témoignage de l'analogie, pour engager nos confrères à ne pas désespérer trop légèrement des personnes qui en sont atteintes. Les médications de ce genre ayant dissous des squirrhes du sein, il doit être permis d'en conclure, en effet, qu'elles peuvent également dissoudre celui du ventricule. Voici, au surplus, de nouveaux faits qui me semblent ajouter aux probabilités de sa guérison.

Mademoiselle T....., âgée de quarante-trois ans, d'une constitution nerveuse et lymphatique, avait reçu une contusion sur le bord externe du sein droit, qui s'endurcit peu à peu; mais ne souffrant pas de cet endurcissement, elle le négligea et ne vint me consulter que six mois après s'en être aperçue. Il avait alors le volume et la forme d'un gros pouce; il était très dur et bosselé : des douleurs lancinantes s'y faisaient sentir et s'étendaient au pourtour, jusque sous l'aisselle. Quoiqu'il n'y eût point de changement de couleur à la peau, ni d'adhérence, c'était bien là, si je ne me trompe, un squirrhe commençant. Mon premier soin fût de faire porter le bras en écharpe et soutenir la mamelle avec un suspensoir, afin d'épargner à la partie endurcie toute espèce de tiraillement. J'ordonnai ensuite d'appliquer tous les quinze jours six sangsues autour de cette partie, de la frotter matin et soir avec la pommade d'hydriodate de potasse, et de la couvrir après d'un cataplasme fait avec la pulpe de carottes, la semoule et la décoction de ciguë. La médication interne consista dans deux demi-verres par jour de jus de carottes, des pilules d'iodure de potassium et d'extrait de gentiane, et une infusion de tilleul. Des bains tièdes complétèrent la prescription médicinale. Mais il restait à régler l'alimentation, qui n'était pas la partie la moins importante du traitement ; elle devait être assez ténue pour que la tumeur ne reçût pas de sucs nutritifs, et assez forte cependant pour que la malade ne mourût pas d'inanition. Dans ce double but, elle ne se composa que de soupes au lait ou au maigre, d'une très petite quantité de viandes blanches, de poissons, de légumes herbacés et de compotes ; le vin fut interdit. Au quinzième jour de ce traitement, la glande squirrheuse était sensiblement ramollie et diminuée de volume ; elle avait complètement disparu au bout de trois mois. Depuis deux ans que cette guérison est achevée, il n'y a pas eu le moindre retour de la maladie.

Cette thérapeutique ne m'appartient pas entièrement ; je savais, en la mettant en usage, que notre excellent confrère, le docteur Nauche, obtenait de nombreux succès par des moyens à peu près semblables à ceux que j'ai employés. J'avais connaissance surtout de la belle cure qu'il a faite chez une demoiselle de 38 ans, qui avait au sein gauche un squirrhe plus invétéré et plus volumineux que celui dont je viens de parler, et à laquelle deux chirurgiens célèbres avaient proposé l'opération, comme seul moyen de salut. M. Nauche ne fut pas de cet avis, et il parvint en six mois à une guérison si complète, qu'elle ne s'est pas démentie depuis trois ans.

Il me semble, d'après ces résultats et d'autres semblables obtenus par Boyer, Dubois, Bayle, Nicord, etc., que l'on ne devrait plus opérer de squirrhes non ulcérés du sein, avant d'avoir constaté l'impuissance de la méthode fondante et apéritive qui peut les dissoudre. Elle mérite certainement la préférence sur la compression tant prônée il y a quelques années, et qui a failli coûter la vie à une dame de 68 ans. Après quinze mois d'emmaillottement du thorax, ordonné par un chirurgien distingué, pour faire disparaître une glande squirrheuse du sein, cette dame éprouva des oppressions et des étouffements considérables, pour lesquels on m'appela à son secours. Je la trouvai près de suffoquer. Ce n'était pas une péripneumonie, mais un refoulement sanguin dans les poumons. Quatre larges saignées faites coup sur coup, et c'était le cas, rétablirent la respiration et détournèrent l'apoplexie pulmonaire qui était imminente. Quoique la glande mammaire fût aplatie, la portion squirrheuse conservait son volume primitif. La compression avait donc fait courir un grand danger à la malade, sans remédier à l'affection pour laquelle on l'avait employée.

Ce qu'il y a de très fâcheux dans le squirrhe de l'estomac, c'est que ses commencements, pendant lesquels la médication dissolvante aurait plus de chances de succès, sont souvent méconnus. Bien qu'on ait moins d'espoir quand il est plus avancé, ce n'est cependant pas un motif pour renoncer à sa guérison et se borner à un traitement palliatif. L'exploration attentive des causes, des premiers symptômes, des effets de l'alimentation et des remèdes, peut le faire découvrir assez tôt pour que les fondants et les apéritifs soient encore d'une grande utilité. Il suffit même, à mon avis, que le praticien soupçonne fortement son existence pour qu'il doive se décider à en tenter l'usage. Je n'hésiterai pas, quant à moi, à les essayer toutes les fois que l'occasion m'en sera offerte, et j'engage les médecins des hôpitaux à en faire le sujet de leurs expérimentations. Il ne faut pas choisir des apéritifs stimulants, comme les gommes résines et les ammoniacés; au lieu de dissoudre le squirrhe, ils l'irriteraient et accélèreraient sa marche. L'innocente magnésie, que j'avais ordonnée à un homme qui était atteint de cette affection, a tellement exaspéré ses souffrances qu'il fallut renoncer à son usage. Ce n'est là qu'un fait exceptionnel; mais il n'en doit pas moins faire sentir combien il pourrait être imprudent d'introduire dans un estomac cancéreux des médicaments énergiques. L'iodure de potassium, l'oxyde blanc d'antimoine, la ciguë, le calomel, l'acétate de potasse, l'eau de Vichy, émoussés avec des adoucissants, si l'on craint que leur action ne soit trop vive, me paraissent les substances les plus propres à faire la base d'une médication fondante. Autour de ces moyens principaux, on groupe des moyens accessoires, tels que le jus et les cataplasmes de carottes, les frictions et les emplâtres mercuriaux, iodurés, cicutés ; de petites évacuations sanguines, des exutoires et des bains ; des émollients s'il y a quelque apparence de phlegmasie aux environs de la tumeur squirrheuse ; des narcotiques dans les cas de douleur et de névrose. La plus forte objection que l'on puisse faire à ce traitement, c'est que le régime très sévère qui doit en faire partie, aggravera la gastralgie qui accompagne souvent le cancer du ventricule ; mais c'est un inconvénient de peu d'importance, attendu que cette névrose ne menace point les jours du malade, tandis que la lésion organique lui fait courir les plus grands dangers, et qu'il faut toujours remédier, s'il est possible, à l'affection la plus grave.

Quel que soit le traitement, palliatif ou curatif, que l'on met en usage dans le cancer du ventricule, il y a deux conditions essentielles à remplir ; je veux parler de la sobriété et du choix de la nourriture, sans lesquels tous les autres moyens seraient inutiles. Cela est si vrai que ce sont presque toujours les écarts de régime qui exaspèrent les squirrhes stationnaires de l'estomac, et qui conduisent rapidement les malades au tombeau. J'ai cité plusieurs exemples de cette nature, et il n'y a pas de médecin qui n'en ait vu de semblables. On peut même affirmer, sans craindre d'être démenti par l'expérience, que beaucoup de personnes atteintes de cette cruelle maladie vivraient plus longtemps, parviendraient même à un âge avancé, si elles ne prenaient que des substances alimentaires appropriées à l'idiosyncrasie de leur estomac, et en quantité assez modérée pour que cet organe puisse les digérer sans fatigue. Une simple réflexion ferait sentir l'importance de ce double précepte, lors même que l'observation ne la démontrerait pas. Appliqués immédiatement sur la partie squirrheuse, les aliments antipathiques à son mode de sensibilité, ou en trop grande masse, l'aiguillonnent, l'agacent, l'irritent en un mot, et hâtent ainsi son action désorganisatrice. Il n'est pas difficile de concevoir d'ailleurs que l'intempérance et une alimentation de mauvaise nature, qui font souvent éclore le squirrhe stomacal, doivent, à plus forte raison, l'aggraver quand il existe. Cette considération fait comprendre à elle seule la nécessité absolue de la sobriété et d'une nourriture choisie, pour pallier cette maladie et pour tenter de la guérir ; ce que l'on doit faire tant qu'on n'a pas la certitude qu'elle a passé à l'état d'ulcération. Car il vaut mieux, d'après le précepte de Celse, essayer des remèdes douteux, pourvu qu'ils ne puissent pas nuire toutefois, que d'abandonner le malade à une mort certaine. Il y a une autre raison pour que les individus qui portent un squirrhe de l'estomac, ou de toute autre partie, ne prennent que très peu de nourriture ; c'est qu'on ne parviendra à le dissoudre qu'en le privant de sucs nutritifs, et que la vacuité des vaisseaux absorbants facilitera la résorption des matières qui le constituent.

Comme il n'y a pas de principe général sans exception, j'en ai observé une singulière chez un homme âgé de plus de soixante ans, qui avait un cancer stomacal bien caractérisé. Cet infortuné facilitait ses digestions, et empêchait que ses aliments ne fussent vomis, en prenant un petit verre d'eau-de-vie après ses repas ; mais cette liqueur, qui, pour me servir de ses paroles, faisait passer son dîner, accélérait la désorganisation cancéreuse. Aussi n'a-t-il pas tardé à succomber. Cette exception n'est pas la seule de son genre ; on en a vu d'autres à peu près semblables.

Il peut arriver qu'à une époque plus ou moins avancée du cancer de l'estomac, tous les aliments soient rejetés aussitôt après leur introduction dans cet organe. Le malade qui se trouve dans cette fâcheuse circonstance, court les risques de mourir d'inanition avant de succomber aux derniers désastres de l'affection cancéreuse. C'est le cas de lui interdire toute alimentation par la bouche, et de le sustenter avec des lavements nutritifs, qui pourront le faire vivre très longtemps. Il serait possible même qu'ils contribuassent au retour de la santé, en soulageant l'estomac des fatigues incessantes que la présence des aliments lui cause, et en donnant au médecin le temps d'employer une médication appropriée à la nature de la maladie. A vrai dire, on ne conserve que peu d'espoir d'obtenir cet heureux résultat dans le cancer du ventricule, parce qu'on a lieu de craindre qu'il ne soit plus susceptible de guérison lorsqu'on a recours à ces lavements; mais on éprouve au moins la satisfaction de prolonger les jours du malade. On a plus de chances de succès dans les gastralgies et la gastrite chronique, qui peuvent aussi nécessiter l'usage des lavements nutritifs.

Qu'il me soit permis maintenant de reproduire un passage que je trouve dans la *Pneumatologie humaine* de Fodéré, et qui se rapporte à notre sujet. « Les remèdes appelés fondants, dit ce médecin, ne sont pas à dédaigner, nonobstant le ridicule attaché à leur nom par la pathologie actuelle (c'était en 1829). Quelle que soit leur manière d'agir et l'état des viscères contre lesquels on les dirige, toujours est-il que fort souvent l'expérience prouve en leur faveur, ce qui doit nous suffire. J'ai vu, dans beaucoup de cas d'affections hystériques et hypocondriaques, le foie ou la rate tuméfiés et durs sur l'un des points de leur surface d'une manière fixe; ou bien, appliquant profondément mes doigts à l'épigastre où les malades se plaignaient, j'y ai découvert de la dureté à me faire craindre une obstruction au pancréas ou au pylore, ce qui était rendu probable par divers symptômes concomitants. Placé donc entre la crainte d'une maladie organique qu'il ne fallait pas irriter, et les inquiétudes du malade qu'il fallait adoucir, je me décidai, il y a déjà plus de quarante ans, sans y avoir aucune confiance, à essayer à petites doses, qui ne pussent pas nuire, des pilules de deux à quatre grains d'extrait de saponaire, de *taraxacum* et de trèfle d'eau, mélangés avec le savon médicinal, quelquefois avec addition d'un quart de grain de mercure doux par pilule, pour en prendre une à deux par jour et augmenter insensiblement la dose. En même temps je faisais couvrir la partie enflée et douloureuse d'un large emplâtre de diachylon gommé, épais de deux à trois lignes, et je restai en observation. Cette médecine, aidée d'un régime convenable, a plusieurs fois surpassé mes espérances; depuis plus de quarante ans que je la mets en pratique, elle m'a appris à ne pas croire avec trop de promptitude à l'existence de maladies organiques de ce genre, et à ne pas toujours en désespérer. »

Il est regrettable que Fodéré ne donne pas plus

de détails sur les faits dont il fait mention, et notamment sur ceux dans lesquels il a trouvé de la dureté à la région épigastrique. Le peu qu'il en dit corrobore cependant l'opinion des médecins qui pensent qu'une médication fondante peut guérir la squirrhe de l'estomac.

Schmidtmann fournit d'autres preuves à l'appui de cette opinion. Il rapporte, sous les noms de squirrhes du ventricule, deux faits qui se sont terminés par le rétablissement des malades. Il est vrai que le premier n'est pas très concluant et qu'il pourrait tout aussi bien être pris pour une gastralgie que pour une affection squirrheuse. Mais le second était caractérisé par une douleur fort vive et constante à l'épigastre, augmentant à la pression et immédiatement après l'ingestion des aliments; par des vomissements, qui ont persévéré plusieurs semaines, d'une sanie infecte, tout à fait semblable, par son aspect et sa puanteur, à l'ichor putride des ulcères cancéreux; par le dépérissement, la chute des forces et l'altération du teint. Quoique dans l'observation, on ne parle pas de dureté apparente à la région épigastrique, ces symptômes me paraissent suffire pour constater la présence d'un squirrhe de l'estomac. L'auteur dit même, d'après la matière des vomissements, que ce squirrhe était peut-être ulcéré. Il ajoute néanmoins qu'il était possible que cette matière ne fût que du suc gastrique corrompu.

On aurait de la peine à concevoir, en effet, qu'un cancer ulcéré eût guéri par l'acétate de potasse, la ciguë, la belladone et l'eau concentrée d'amandes amères, qui ont fait la base du traitement médicinal. Schmidtmann rappelle deux autres guérisons du squirrhe stomacal, publiées dans d'autres livres, l'un par lui et l'autre par Hufeland; mais je ne puis en juger la valeur, faute de les avoir sous les yeux. Il fait ensuite les remarques suivantes qui s'accordent parfaitement avec nos observations.

« Les squirrhes de l'estomac, dit-il, sont très dangereux, car il est rare qu'on puisse les guérir radicalement. On parvient cependant quelquefois à les dissoudre, à moins qu'ils ne soient par trop invétérés, ou qu'ils n'aient été irrités par des remèdes dangereux. J'ai déjà publié ailleurs l'exemple d'un de ces squirrhes qui a été guéri par mes soins, et j'ai obtenu plusieurs autres succès de ce genre que je pourrais rapporter. Par malheur, des médecins inexpérimentés ou négligents qui, au lieu d'approfondir l'état des malades, se bornent à un examen superficiel, méconnaissent la première période de ces lésions organiques; ils la prennent souvent pour une atonie du ventricule, et, ce qui est encore plus fâcheux, la combattent avec les stomachiques, les stimulants, les corroborants et les astringents. De cette manière, la maladie devient né-

cessairement incurable, comme j'en ai vu beaucoup
d'exemples.

« S'il arrive, ajoute Schmidtmann, que le squirrhe
du ventricule soit connu à l'époque où il est susceptible de guérison, cela n'empêche pas que l'on
ne commette fréquemment, à ce qu'il me paraît,
la même faute, c'est à dire de le traiter par des remèdes trop stimulants, âcres et violents, tels que le
savon, les antimoniaux, les gommes-résines, le
mercure, la racine d'arum, de bryone, le sulfure
de potasse, l'herbe de marrube, etc. Ces remèdes
étant mis en contact immédiat avec le mal, il est
clair qu'ils doivent l'irriter et l'exaspérer, au lieu
de lui apporter du soulagement. C'est pourquoi j'ai
toujours ordonné les fondants les plus doux,
parmi lesquels l'acétate de potasse (terre foliée de
tartre) tient le premier rang. Huxham et Tode,
médecins très expérimentés, le préconisent comme
le dissolvant le plus doux et le plus efficace, et les
nombreux succès qu'il m'a procurés confirment
ces éloges. Il convient d'autant mieux dans l'affection squirrheuse de l'estomac, qu'il calme et ré-
prime les vomissements qui l'accompagnent. Le
spasme jouant presque toujours un grand rôle dans
cette affection, on peut beaucoup espérer aussi des
narcotiques discussifs, comme la ciguë, la belladone, l'eau de laurier-cerise et l'aconit, au
moyen duquel Paul d'Yvoire prétend avoir guéri

deux squirrhes, l'un du ventricule et l'autre d'une mamelle. »

On ne saurait parler des narcotiques dans le traitement des cancers, sans rappeler les travaux de Storck sur la ciguë aquatique et sur son efficacité contre ces maladies. Trop vantée par ce célèbre médecin de Vienne et par ses adhérents, cette plante ne méritait cependant pas le mépris où elle est tombée ensuite. De nouvelles recherches faites sans prévention et dans le seul but de trouver la vérité, l'ont relevée dans l'esprit des observateurs, en prouvant qu'elle peut rendre de grands services dans la thérapeutique des tumeurs lymphatiques invétérées et des véritables squirrhes. Ce qui augmente son utilité dans celui du ventricule, c'est qu'indépendamment de sa propriété fondante, nécessaire pour le dissoudre, elle jouit d'une propriété sédative qui calme la douleur et les phénomènes nerveux dont il s'accompagne souvent. Nul doute que les guérisons incontestables qu'elle a procurées, témoin celle du perruquier traité par Dupuytren, ne soient dues à cette double propriété.

Il en est, au surplus, de la ciguë comme des autres moyens médicinaux que l'on emploie ordinairement contre le cancer gastrique : les bons ou les mauvais effets qu'ils produisent résultent moins des vertus dont ils sont doués, que de l'opportunité de leur usage. Tel médicament qui l'aurait guéri s'il eût été administré pendant sa première période, sera inutile, peut-être même nuisible, à une époque plus avancée. On peut donc affirmer que la rareté des succès ne vient pas autant de l'impuissance des remèdes, que des difficultés du diagnostic, et que ces succès seraient plus fréquents, si on pouvait reconnaître le squirrhe de l'estomac dès son origine.

Cela est impossible, j'en conviens, lorsque ses commencements ne produisent que peu ou point de symptômes, et que le malade ne demande des conseils que quand la tumeur squirrheuse a fait trop de progrès pour qu'elle puisse être dissoute. Mais dans les autres cas, qui sont les plus nombreux, on ne doit rien négliger pour arriver le plus tôt possible à la connaissance de cette affection. Comme nous l'avons déjà dit, un examen analytique des causes prédisposantes et occasionnelles, des symptômes et des effets du traitement, est le moyen le plus sûr pour atteindre ce but. Cette méthode lumineuse aidera puissamment du moins, à distinguer le squirrhe gastrique des autres maladies de l'estomac, à le reconnaître au milieu des complications qui le masquent, à pouvoir le traiter convénablement en temps opportun, et à soustraire ainsi des victimes à la mort.

Les observateurs qui indiqueront des signes positifs à l'aide desquels on pourra saisir désormais le cancer de l'estomac pendant sa première période, auront donc bien mérité de la science et de l'humanité. C'est pour m'associer à leurs travaux et apporter mon contingent à leurs investigations, que je publie cet opuscule. Heureux s'il pouvait répandre quelques rayons de lumière sur l'un des sujets les plus obscurs de la médecine pratique, et s'il pouvait en même temps laisser quelque lueur d'espérance aux personnes qui sont atteintes de cette redoutable maladie, en leur faisant entrevoir la possibilité de les guérir.

EFFETS DU CHARLATANISME.

Il y a peu de maladies dans lesquelles le charlatanisme soit aussi dangereux que dans le cancer de l'estomac. Le traitement incendiaire qu'un fameux charlatan ordonne dans toutes les affections des premières voies, et dont j'ai déjà examiné les effets dans une brochure particulière, a fait mourir en deux ou trois jours plusieurs personnes qui n'étaient point parvenues au dernier degré de ce cancer, et qui pouvaient, avec des soins convenables, vivre longtemps encore. D'autres individus, également atteints de cancer gastrique, ont succombé un peu plus tard à l'exaspération que ce

traitement avait occasionnée. J'ai lieu de croire enfin qu'il a produit la dégénérescence squirrheuse
du ventricule chez quelques sujets qui sont venus
me consulter après en avoir fait usage. Ce qui me
le fait penser, c'est que les commencements de leur
maladie ne paraissaient consister, d'après le compte
qu'ils m'en ont rendu, que dans une gastralgie,
et que le squirrhe était évident à l'époque où ils
m'ont demandé des conseils. La production de ce
squirrhe par le traitement dont il s'agit, n'a rien qui
doive étonner, puisque les excès de table et les médications irritantes en sont de puissantes causes
occasionnelles, et que le charlatan auquel je fais
allusion gorge les malades d'une forte nourriture
et de médicaments très irritants, qu'il fournit lui-
même.

Cet empirique, qui n'a qu'une seule formule li-
thographiée pour tout le monde, ne se borne pas
à distribuer les médicaments qu'il ordonne; il vend
aussi le vin de Bordeaux dont il conseille l'usage,
parce qu'il est de son crû et de meilleure qualité,
dit-il, que celui qu'on se procurerait ailleurs. Non
content d'exercer la médecine et la pharmacie, il veut
être aussi marchand de vin. On voit qu'il ne craint
pas plus la loi contre le cumul que celle qui défend
aux médecins de vendre des médicaments. Il ne lui
manque plus, pour être universel, que de se livrer
à la boucherie et à la charcuterie. Ce ne serait pas

la partie la moins lucrative de son commerce ; car il fait faire une grande consommation de côtelettes, de bifteck, de filet de porc et de cervelas à l'ail.

L'homœopathie est un autre genre de charlatanisme qui, sans être aussi souvent funeste que la thérapeutique précédente, produit quelquefois des accidents déplorables dans le cancer gastrique. M. Blandin, dont j'ai rapporté l'observation dans un autre écrit, n'était pas près de succomber à cette affection, puisqu'il sortait et se promenait tous les jours, lorsqu'il mourut en jetant les hauts cris et en disant qu'il était empoisonné, deux heures après avoir pris la première cuillerée d'une potion qu'un homœopathe, qui s'est fait payer cent francs pour sa visite, venait de lui ordonner. M. C****, officier en retraite, qui portait un squirrhe énorme dans le ventre, et qu'un autre homœopathe promit de guérir dans un mois, succomba, après un redoublement de souffrances, le quinzième jour du traitement que cet homœopathe lui avait prescrit. Deux individus atteints d'un squirrhe de l'estomac et qui avaient fait usage de médications homœopathiques, m'ont dit qu'elles leur causaient dans l'estomac une chaleur brûlante comparable à celle que ferait sentir un charbon ardent. Je sais, d'un autre côté, que des personnes affectées de ce squirrhe et traitées par l'homœopathie n'en ont éprouvé ni bien ni mal. Cette différence dans ses résultats vient sans doute de ce qu'elle a des faux frères, qui prescrivent les médicaments à doses assez fortes pour exaspérer le cancer gastrique et hâter la mort de ceux qui en sont atteints; tandis que les homœopathes vrais les donnent à doses si minimes qu'elles ne peuvent produire aucun effet. Concluons que la fausse homœopathie est dangereuse dans ce cancer, et que la véritable a l'inconvénient de faire perdre en niaiseries homœopathiques un temps que l'on pourrait mieux employer à le combattre par des moyens efficaces. On peut encore reprocher aux homœopathes, purs et impurs, de ne pas distinguer le squirrhe du ventricule de ses autres maladies, et de prescrire le même traitement dans toutes les affections de cet organe. Je puis assurer du moins que leurs formules aux gastralgiques contiennent les mêmes substances que celles qu'ils font pour les personnes attaquées de lésion de tissu. On y voit toujours la noix vomique et la pulsatille, tantôt à doses énormes, qu'un médecin prudent n'oserait pas ordonner, tantôt à doses insignifiantes.

Que peut-on espérer d'une doctrine dont la base et les conséquences qu'on en tire sont également fausses? *Similia similibus curantur*, tel est le principe fondamental de l'homœopathie. Il n'y a de parfaitement semblable à une maladie qu'une autre maladie. Ainsi, la fièvre devrait guérir par la fièvre, la péripneumonie par la péripneumonie, l'indigestion par l'indigestion, la gale par la gale, etc. Quoique ce soit là une conséquence logique de l'axiôme des homœopathes, je ne leur prête point cette absurdité ; il y en a assez d'autres sur leur compte, et je sais qu'ils le déduisent d'une autre similitude. Suivant eux, l'état morbide des organes n'est rien ; ce sont les symptômes qui sont tout. Chaque médicament, donné aux doses ordinaires et à des personnes bien portantes, produit des symptômes particuliers qui ne ressemblent pas à ceux causés par d'autres agents médicinaux. Pris à doses infiniment petites et souvent insaisissables, il guérit tous les symptômes semblables à ceux qu'il occasionne. C'est sur cette double vertu que possède un médicament de faire naître des symptômes propres et de guérir leurs pareils, qu'est fondé le fameux *similia similibus curantur*. Voilà l'homœopathie, si je la comprends bien, réduite à sa plus simple expression.

Mais il n'est pas vrai que chaque médicament détermine toujours les mêmes effets. Chez l'homme sain comme chez l'homme malade ces effets varient beaucoup, au contraire, selon les constitutions individuelles. C'est ainsi que la noix vomique, dont on fait un si grand usage en homœopathie, occasionne tantôt des douleurs d'estomac, tantôt des vomissements , tantôt des convulsions tétaniques, etc. Ces trois symptômes peuvent être réunis ou isolés. Les doses homœopathiques de cette substance sont-elles spécifiques dans tous ces cas , ou dans l'un seulement? On peut dire la même chose de toutes les substances médicinales. Il n'y en a pas une seule, douée de quelque énergie, qui ne produise des effets différents, suivant les individus, et qui ne laisse par conséquent dans l'incertitude sur les circonstances dans lesquelles on doit la donner à doses homœopathiques. D'un autre côté, plusieurs médicaments occasionnent le même symptôme : tels sont le tartre stibié, l'ipécacuanha, le sulfate de zinc, qui font tous vomir. Mais je ne sais pas s'ils possèdent également, à doses homœopathiques, la faculté d'arrêter le vomissement, ou s'il n'y en a qu'un qui jouisse de cette faculté. La production des symptômes par les agents médicinaux est donc trop inconstante, trop variable et trop incertaine , pour qu'on puisse lui accorder la moindre confiance.

La guérison des symptômes par les doses homœopathiques n'est pas mieux fondée. Rien ne prouve en effet que ce sont ces doses qui la procurent, quand elle a lieu. On croira plutôt, et avec raison, qu'elle s'opère naturellement par l'hygiène, et que les médicaments imperceptibles de l'homœopathie y sont tout à fait étrangers. Loin de contri-

buer à la guérison, ces médicaments l'empêche-
raient s'ils exerçaient la plus légère influence sur la
maladie. La preuve en est dans son exaspération
par les grandes doses des faux homœopathes. Tous
les médecins, et même les gens du monde, savent
d'ailleurs qu'il y a une foule de maladies, notamment parmi les névroses, qui guérissent d'elles-
mêmes par un régime convenable, et sans la
moindre médication. Or, c'est précisément dans
des cas de ce genre que l'homœopathie parait
réussir. Ce qui peut concourir, avec la diététique,
à lui procurer quelques succès, c'est la croyance
qu'elle cherche à inspirer à ses malades, et qui,
dans les affections où le moral joue un grand rôle,
contribue beaucoup à la guérison. Malheureusement, la foi ne se commande pas, et il en faut une
bien robuste pour croire à l'homœopathie.

La première et la plus forte preuve que les
homœopathes citent en faveur de leur doctrine
est tirée des effets du quinquina. Ayant cru remarquer qu'il causait la fièvre à des individus en bonne
santé, ils se sont imaginé que la quadrillionième
partie d'une goutte de sa teinture suffirait pour
l'arrêter. La fièvre disparut en effet après une
seule dose de cette substance invisible, et l'homœopathie fut créée. Il est possible que le quinquina,
ainsi que tous les stimulants, occasionne des accès
fébriles à des gens très irritables ; mais son emploi

étant discontiné, ces accès, qui sont loin de constituer une véritable fièvre périodique, doivent disparaître spontanément, comme on voit des millions d'autres maladies qui disparaissent d'elles-mêmes, après la cessation de leur cause. Lorsque j'aurai vu de mes propres yeux ou qu'on m'aura prouvé clair comme le jour, que la quadrillionième partie d'une goutte de teinture de quinquina a guéri des fièvres pernicieuses ou seulement des intermittentes simples, mais produites par des émanations de marais, je pourrai croire qu'il y a quelque chose de vrai dans les médications homœopathiques. En attendant, on me permettra de penser qu'elles sont absurdes et dignes, si ce n'est de Charenton, au moins du pinceau de Molière. MM. Voisin et Faleret, qui vous donnez tant de peine pour guérir le penchant au suicide, vous n'avez qu'à faire respirer une seule fois à vos mélancoliques la quadrillionième partie d'un grain d'or, renfermé dans un flacon avec du sucre de lait, et ils seront guéris pour toujours de ce funeste penchant. Vous aurez seulement la précaution d'agiter le flacon par trois fois, ni plus ni moins, afin que les frottements du mélange lui donnent juste le degré de force nécessaire pour opérer la guérison. Et vous tous qui voulez vous suicider par suite de spéculations ruineuses, que l'appât de l'or, si commun de nos jours, vous a fait faire, vous avez du moins la consolation de calmer votre désespoir en respirant la quintessence du métal qui l'a causé. L'or a de grands pouvoirs dans le monde; mais celui de guérir, à si petite dose, la propension au suicide est certainement le plus admirable. C'est Hahnemann qui a fait cette sublime découverte, et qui l'a consignée dans son *Exposition de la doctrine médicale homœopathique*. Il nous apprend aussi que la bryone produit des élancements à la fossette du cœur, des envies de vomir, une salivation abondante, et qu'une goutte de son suc guérit de pareils symptômes en vingt-quatre heures ; que la pulsatille occasionne des vertiges, des nausées, des vomissements aigres, et qu'une demi-goutte de la quadrillionième partie d'une forte goutte de son suc exprimé les fait cesser en douze heures. L'homœopathie opère bien d'autres merveilles, et notamment celle de faire accoucher les femmes sans douleur (1); mais ces exemples, que j'ai pris au hasard, doivent suffire pour en donner une idée à ceux qui ne la connaîtraient pas.

(1) Je ne dis pas que ce miracle soit consigné, comme les autres, dans les écrits homœopathiques, mais je sais qu'un homœopathe, très connu par ses annonces dans les journaux et son procès avec les journalistes qui en réclamaient le prix, s'engage à épargner aux femmes toutes les douleurs de l'accouchement. Je tiens cette anecdote d'une dame à laquelle il en a fait la proposition.

Il est même superflu d'opposer des raisonnements à une théorie que l'expérience a condamnée;
car depuis qu'on a introduit l'homœopathie chez
nous, les médecins sont journellement consultés
par des personnes qu'elle a traitées sans succès. On
ne conçoit même pas qu'il y ait encore des gens
assez aveugles pour confier leur santé à des hommes
qui ne peuvent se regarder sans rire de la crédu-
lité de leurs malades. Ce qui devrait cependant
éclairer le public sur cette jonglerie, c'est que tous
les médecins de mérite, de bonne foi et de con-
science médicale, l'ont rejetée avec mépris. Elle
n'a été adoptée que par des médecins obscurs, qui
ont cru trouver en elle un moyen pour sortir de
leur nullité, faire parler d'eux et arriver à la fortune. Il faut pourtant en excepter Broussais, qui
s'est fait homœopathe vers la fin de ses jours ; mais
on doit lui pardonner cette faiblesse : il était malade.

J'apprends, au moment de mettre sous presse,
que M. Rizueno d'Amador profane l'école de Montpellier en y prêchant l'homœopathie et en la gref-
fant sur la médecine hippocratique. On ne conçoit
pas qu'un jeune professeur, qui donnait de si belles espérances, ose dire dans la chaire des Barthez,
des Baumes, des Dumas, etc., qu'Hahnemann est
le continuateur d'Hippocrate. Il ne sait donc pas
que l'un refusait les présents d'Artaxerxès, et que

l'autre met la vie des hommes à prix d'argent. Tous les médecins qui tiennent à l'honneur de l'art partageront la noble indignation que cette hérésie médicale a inspirée à M. Miquel (1), et se réuniront à lui pour protester de toutes leurs forces contre un pareil outrage au père de la médecine. Enseigner aux élèves un charlatanisme déshonorant pour la science! si ce n'est pas là de la folie, c'est un grand scandale. Il est heureux que celui qui s'en rend coupable soit étranger, et que la honte dont il se couvre ne rejaillisse pas sur la médecine française. J'aime à penser qu'il reviendra de son apostasie, quand il saura ce que sont les homœopathes, et qu'il expiera par son zèle à propager les saines doctrines, le sacrilège qu'il a commis dans le temple d'Epidaure.

On sait que l'homœopathie est née en Allemagne; mais ce que tout le monde ne sait peut-être pas, c'est qu'elle a été chassée de sa patrie et poursuivie de ville en ville, de village en village même, jusqu'à la frontière. Arrivée en France, qui est l'asyle de tous les réfugiés, elle ne s'y est pas conduite de manière à mériter l'estime du pays qui lui a donné l'hospitalité. On en jugera par ses procédés envers les malades qui lui demandent des conseils.

____

(1) *Bulletin de Thérapeutique*, du mois de février 1842.

Quand vous la consultez, il faut d'abord que vous traitiez à forfait avec elle pour votre guérison. C'est tant par mois payable à l'avance, ou tant par visite payé comptant. Si vous êtes riche, la somme est forte ; elle est moindre si vous ne l'êtes pas. Aussi ferez-vous bien de paraître pauvre, vous en serez quitte à meilleur marché. Une dame élégante ne voulut pas consentir à donner deux cents francs qu'on lui demandait ; s'étant présentée de nouveau sous un habillement plus modeste, et n'étant pas reconnue, on ne lui en demanda plus que quatre-vingts. Gardez-vous toutefois de dire que vous êtes sans ressources, l'homœopathie ne ferait rien pour vous.

L'arrangement pécuniaire étant conclu, elle vous interroge minutieusement sur tout ce que vous avez éprouvé depuis votre naissance ; vous êtes obligé, sous peine de rester malade toute votre vie, de faire une confession générale et de ne rien cacher, pas même les idées bizarres qui auraient pu vous passer par la tête. Elle vous demande surtout si vous avez eu la gale, et dans le cas où votre réponse est négative, elle dit que votre père en a été infecté ou votre mère ; que si ce n'est pas l'un d'eux, c'est votre grand'père ou votre grand'mère. Au besoin elle remonte, pour constater la présence du virus psorique chez vous, jusqu'à vos bisaïeuls, à vos trisaïeuls même, et si elle ne le trouvait pas

chez vos ascendants les plus éloignés, elle accuse-
rait Eve ou Adam de vous l'avoir transmis, attendu
qu'elle lui attribue presque toutes les maladies
chroniques, et qu'elle croit que vous ne seriez
point malade si vous ne l'aviez pas. Ce virus est si
nécessaire aux homœopathes qu'ils n'auraient pu
créer leur système sans son concours. S'il n'eût jamais existé, l'humanité aurait deux grands fléaux
de moins, la gale et l'homœopathie. Quoi qu'il en
soit, elle ne cherche point à savoir s'il y a quelque
lésion de tissu dans vos organes. Il serait inutile
de palper l'abdomen et d'ausculter la poitrine,
après avoir déclaré que le virus psorique circule
dans vos veines. N'ayant rien à faire avec l'anatomie pathologique, cette donnée lui suffit pour établir son diagnostic et prescrire son traitement.

Après vous avoir donné l'assurance positive que
vous serez guéri à une époque déterminée, l'homœopathie vous ordonne un régime qui serait assez raisonnable, si elle le variait selon les idiosyncrasies, et si elle n'y ajoutait pas la défense expresse
de certaines substances alimentaires et de certaines
odeurs. Elle s'imagine qu'elles détruiraient les effets merveilleux du flacon qu'elle passe sous le nez,
des globules et des dilutions au millionième, billio-
nième, trillionième, quadrillionième, décillioniè-
me, etc. etc., dont elle vous prescrit l'usage. Il y
a des gens qui tournent ces infiniment petits en ri-

dicule, et qui disent que des riens ne peuvent pas avoir des effets. Ils ne croient pas non plus au grand mal que l'odeur de la rose et de la violette peut faire. Mais vous qui avez une entière confiance aux prescriptions homœopathiques, vous les suivez avec la plus rigoureuse exactitude.

Voici maintenant ce qui vous arrive. Si votre maladie est de nature à se dissiper par l'hygiène seule, vous pouvez vous rétablir sous l'influence du traitement homœopathique; mais si elle ne peut guérir sans médication, ce traitement ne l'empêche pas de faire des progrès et de s'enraciner de plus en plus dans l'économie. Votre confiance dans l'homœopathie commence alors à chanceler, et vous vous apercevez enfin que le flacon sous le nez, les dilutions et les globules ne sont que de la graine de niais. Désespéré d'avoir été pris pour dupe, vous renoncez à leur usage, et malgré le mal que l'homœopathie vous a dit des allopathes, vous leur demandez votre guérison. Heureux encore de vous être adressé à un homœopathe vrai ; car si vous aviez consulté un faux frère il vous aurait prescrit des médications trop actives qui auraient pu vous empoisonner, ainsi que je l'ai vu plusieurs fois. Vous seriez exposé à un bien plus grand danger si vous appeliez l'homœopathie pour une maladie aiguë, telle que la péripneumonie. Comme elle a horreur de la saignée, qui est cependant le principal moyen curatif de cette inflammation, elle vous laisserait mourir plutôt que de déroger à ses principes erronnés. Il y en a des exemples.

Or, peut-on blâmer trop sévèrement des médecins qui se font payer d'avance par des malades auxquels ils promettent la guérison, et dont ils rendent, au contraire, la situation plus grave, soit en la laissant empirer par les médications insignifiantes de l'homœopathie vraie, soit en l'exaspérant par les médications dangereuses de la fausse homœopathie, soit enfin en les laissant mourir par esprit de système? Il y a dans cette conduite un manque de délicatesse et une sorte de barbarie, qui révoltent les ames généreuses; une cupidité et une soif d'argent, qui portent une grave atteinte aux devoirs sacrés du médecin, et qui avilissent la médecine en l'abaissant à une simple industrie médicale.

Les Allemands sont féconds en industrie de ce genre. Ils ont inventé le mesmérisme, puis l'homœopathie, et tout dernièrement l'hydrothérapie, c'est à dire le traitement des maladies par l'eau froide. C'est à un paysan de Graefenberg, dans la Silésie autrichienne, nommé Priesnitz, que l'on doit cette nouvelle invention. Il plonge ses malades dans des bains froids, les enveloppe ensuite dans une couverture de laine trempée dans l'eau froide, et leur en fait boire nuit et jour, tant qu'ils peuvent en avaler. On ne craint pas de dire sérieusement que cette méthode guérit toutes les maladies, aiguës et chroniques, inflammatoires ou non. Quoiqu'il en soit, Mesmer et Hahnemann sont venus, en personnes, exercer à Paris le mesmé-risme et l'homœopathie. Priesnitz n'est pas encore arrivé avec l'hydrothérapie, mais plusieurs de ses élèves nous l'ont apportée, et malgré l'anathème que l'Académie royale de médecine a lancé contre elle, il ne faudrait pas être surpris de la voir bien-tôt remplacer l'homœopathie, qui commence à vieillir. Une nouveauté médicale qui tient du mer-veilleux, si extravagante et si dangereuse qu'elle soit, a tant d'attrait pour certains esprits, surtout en France, qu'on ne doit point s'étonner de lui voir faire des prosélytes. Ce qui prouve la facilité avec laquelle nous admettons les rêveries thérapeu-tiques des Allemands, c'est que, sur la foi de prô-neurs intéressés, des journaux de médecine français se sont hâtés d'annoncer celle du campagnard de la Silésie. Avant d'admettre un traitement étranger, qui peut compromettre la santé et la vie de nos concitoyens, on devrait attendre cependant que l'expérience en eût constaté les bons effets. Il fau-drait également prendre en considération les mo-tifs qui ont déterminé son auteur à l'introduire chez nous. Or, veut-on savoir pourquoi nos confrères d'outre Rhin s'empressent de nous apporter leurs découvertes? C'est parce que nul n'est prophète dans son pays. Je sais fort bien qu'ils protestent de leur zèle pour les progrès de la science, et qu'ils s'annoncent comme des régénérateurs de la médecine, n'ayant d'autre but que de nous faire jouir des bienfaits de leur nouvelle méthode. Mais rappelez-vous ce beau vers de Virgile : *Timeo Danaos et dona ferentes*, et tenez-vous aussi en garde contre les présents que quelques médecins de la Germanie nous apportent de temps à autre. La vérité est qu'ils ne viendraient pas exercer leurs industries parmi nous, s'ils avaient réussi dans leur patrie. Ils viennent chercher en France la considération et la fortune qu'ils n'ont point trouvées chez eux. C'est un impôt qu'ils viennent prélever sur nous, au détriment de notre santé, et souvent de notre vie. La doctrine de Broussais, qui a rendu de véritables services à la médecine, et dont le plus grand tort était l'abus qu'on en faisait, a été impitoyablement repoussée d'Allemagne, et il y a en France des gens du monde et des médecins assez bénévoles pour accueillir favorablement toutes les mystifications thérapeutiques qui nous arrivent de l'autre côté du Rhin! Ces médecins méritent même une qualification beaucoup plus sévère. Vouloir remplacer la médecine hippocratique par des folies médicales, est un crime de lèse-hu-

manité. Heureusement que cette médecine est im—
mortelle, et que l'un des plus beaux monuments de
l'esprit humain résiste à tous les efforts insensés
qu'on fait pour le renverser.

HISTOIRE

D'UNE

MALADIE NERVEUSE

QUI A REVÊTU DIFFÉRENTES FORMES ET DONNÉ LIEU A DE

GRAVES ERREURS.

M. *** a quarante ans et un tempérament très nerveux, qu'il a hérité de sa mère. Il est délicat, sensible, impressionnable et irrésolu sur tout, au point
que la plus légère contrariété et le plus petit embarras bouleversent ses idées, et qu'il ne sait comment
en sortir. Quoiqu'il sache très bien que les accès de
colère et d'emportement lui font du mal, il ne peut
s'en garantir, mais ils passent comme des éclairs.
Affectionné pour les personnes qui lui sont chères
et qui lui portent de l'intérêt, il est pris, au contraire, d'une grande inimitié contre celles qui cherchent à lui nuire.

A l'âge de 16 ans, il eut une enflure aux deux genoux. Pouvant à peine marcher à l'aide d'un bâton,
on l'envoya aux eaux minérales de Chamalières;
elles le soulagèrent beaucoup, mais il ne fut entièrement guéri que six mois après. Resté petit jusqu'à cet âge, il se développa dans l'espace de dix-

huit à vingt mois, et atteignit la taille de cinq pieds et deux pouces, qu'il a aujourd'hui ; ce qui fit penser que cette enflure n'était que l'effet de la croissance.

Depuis cette époque jusqu'à l'âge de 23 ans, il a souffert par intervalles de violentes migraines, pour lesquelles les sangsues et les saignées n'ont pas été épargnées. Ces évacuations sanguines l'affaiblissaient singulièrement, et le soulagement qu'elles procuraient n'était que passager. Elles étaient suivies de bourdonnement dans la tête et d'un trouble de la vue.

A 14 ans, il eut au bras gauche une douleur si violente que l'on craignit qu'il en fût estropié. Un vésicatoire appliqué sur ce bras, et gardé trois mois, la fit disparaître.

Depuis son bas âge jusqu'à 26 ans, il avait fréquemment, surtout pendant les hivers, des boutons à la face, assez gros quelquefois pour ressembler à de petits furoncles ; ils s'accompagnaient d'une vive démangeaison et disparaissaient au bout d'environ trois semaines, après avoir épanché une sérosité verdâtre, et en laissant la peau couverte d'écailles furfuracées. Les bains, les tisanes de bardanne et de douce-amère, les jus d'herbes, les sirops de toute espèce, etc., furent essayés contre cette éruption, qu'on appelait dartreuse ; mais ces médications ne l'empêchaient pas de revenir souvent et de parcourir ses périodes. Plus tard, elle fut remplacée par des furoncles au dos, auxquels son père avait été fort sujet.

A 24 ans, M. *** eut une fièvre tierce, qui dura trois mois. Les accès étaient très intenses et se prolongeaient quatorze heures. Pendant l'intervalle d'un accès à l'autre il y avait des maux d'estomac. Les pilules de sulfate de quinine furent administrées pour couper cette fièvre ; elles réussirent en effet ; mais elles augmentèrent les douleurs stomacales. A force de soins et de ménagements, il parvint néanmoins à un rétablissement complet.

A l'âge de 27 ans (c'était en 1827) il contracta, pour la première fois, une gonorrhée contre laquelle on lui ordonna des bains, des tisanes, des sirops, les pilules de Plenck et la potion de Chopart. Cette potion, qui était prise avec répugnance et qui produisit une diarrhée terrible, arrêta enfin l'écoulement. Mais peu de jours après il se manifesta de petites excoriations, que des bains locaux d'eau de Goulard ne pouvaient cicatriser et qui s'aggravaient au plus léger frottement. L'éruption de la figure ne paraissant plus, on pensa que la gonorrhée avait appelé le vice dartreux vers les organes génitaux, et on lui conseilla de boire des eaux minérales. Elles causèrent une violente dyssenterie, qui dura six semaines, sans résultat pour les excoriations.

Une année s'était à peine écoulée que trois chancres vénériens se montrèrent tout à coup. L'idée du malade fut qu'ils étaient des reliquats de la gonorrhée ; mais le médecin pensa qu'ils provenaient d'un nouveau commerce impur. Quoi qu'il en soit, un traitement rigoureux fut immédiatement ordonné : tisane d'orge et de graine de lin, liqueur de Van-Swieten dans du lait, bains généraux et locaux, pansements avec l'onguent napolitain. Malgré cette médication, les chancres continuaient à faire des progrès, et au bout de cinq à six jours, les maux d'estomac, les envies de vomir et d'autres symptômes furent si violents, qu'on se trouva dans la nécessité de suspendre l'usage de la liqueur qui les produisait. L'haleine du malade devint fétide, il ne pouvait plus rien avaler ; un point d'arrêt empêchait les aliments de descendre. La reprise de la liqueur après quelques jours d'interruption ramena les mêmes accidents, qui s'étaient un peu calmés. Le mercure en frictions, qu'on lui substitua, ne put être continué non plus. Indépendamment d'autres accidents, les gencives furent malades.

Un nouveau médecin ordonna le sirop de Cuisinier. Ce médicament fatiguait beaucoup l'estomac, et le malade eut de la peine à en prendre un litre. Néanmoins les chancres se cicatrisèrent peu à peu, après un traitement de cinq mois. La chevelure tomba presque en totalité.

Cette maladie et le traitement qu'elle exigea durent nécessairement détériorer la constitution de M. ***. Aussi, de coloré et de gras qu'il était, devint-il pâle et maigre. Mais ce qu'il y avait de plus fâcheux, c'est que le vice syphilitique n'était pas radicalement détruit ; car tous les deux ou trois mois de petites ulcérations se manifestaient encore. Les bains locaux et l'onguent napolitain les palliaient, sans les empêcher de revenir.

Quelques personnes lui conseillèrent le remède Leroy. Contre l'avis de son médecin il en prit, pendant l'année 1831, soixante-dix doses tant vomitives que purgatives. L'estomac ne pouvant plus supporter ce remède, et les ulcérations, quoique plus rares, reparaissant encore, on consulta M. C......., qui, après les avoir déclarées dartreuses, ordonna la tisane de douce-amère, des laxatifs, des bains sulfureux et un exutoire à la cuisse. Ce traitement, qui dura deux mois, ne réussit pas mieux que les autres.

En juillet 1832, M. *** fut atteint d'une seconde gonorrhée, contre laquelle il reprit le traitement dont il avait fait usage pour la première, en y ajoutant quinze doses purgatives de Leroy. Malgré tous ces remèdes, l'écoulement dura cinq mois environ, et ne s'arrêta que par la potion de Chopart. Cette nouvelle gonorrhée et ce traitement avaient épuisé le malade et produit une grande irritation dans l'urèthre. M. C......, consulté de nouveau au printemps de 1833, conseilla de frictionner la partie irritée avec un liniment composé d'eau-de-vie camphrée et d'hydriodate de potasse. Ce liniment augmenta tellement l'irritation qu'on fut obligé de l'abandonner. Soupçonnant alors un rétrécissement du canal de l'urèthre, M. C..... adressa le malade à un confrère, M. G......, qui s'occupe spécialement des maladies des voies urinaires. Ce chirurgien ayant cru reconnaître qu'il y avait en effet coarctation de ce canal, l'incisa, le cautérisa et fit porter des sondes de gomme élastique.

Peu de temps après ces opérations, qui firent cruellement souffrir le malade, il ressentit de violentes douleurs au col de la vessie et des envies continuelles d'uriner. M. G......, auquel il écrivit de son département pour lui faire part de ces nouveaux symptômes, répondit que c'était une inflammation du col de la vessie ; qu'il fallait appliquer des sangsues au périnée, prendre des bains et des lavements émollients, mettre des cataplasmes et boire des tisanes de même nature ; mais la violence des douleurs étant calmée lorsque la réponse arriva, on se borna aux applications émollientes, qui furent continuées jusqu'au mois de novembre suivant, époque à laquelle il fut obligé de revenir à Paris pour affaire. Il profita de ce voyage pour voir M. G......, qui introduisit une bougie dans le canal. Le lendemain les accidents ci-dessus reparurent, et force fut d'appliquer une quinzaine de sangsues au périnée. Elles soulagèrent immédiatement, et il put partir peu de jours après. Mais il existait toujours de l'irritation, soit au col de la vessie, soit dans le canal.

L'année suivante, c'est à dire en 1833, on lui conseilla d'aller aux eaux de Saint-Nectaire, ordinairement fréquentées par les dartreux. Il y prit quinze bains et autant de douches sur le périnée. Les douleurs du col de la vessie et de l'urèthre revinrent avec une telle violence que l'on fut obligé de suspendre la douche et de faire immédiatement, sur la partie souffrante, une application de sangsues, qui remit les choses dans leur état primitif. Il retourna chez lui, où il se trouva d'abord assez bien. Mais à peine vingt jours s'étaient-ils écoulés, que les douleurs du col de la vessie et du canal de l'urèthre se renouvelèrent avec plus de force que jamais, et prirent un tel accroissement que le malade ne pouvait exprimer ses souffrances. Quoique les organes digestifs ne parussent pas encore malades, le teint s'altéra profondément et la maigreur devint très grande. Le médecin de la localité attribua cette rechute aux douches, et se décida à établir un séton au périnée. On allait procéder à son établissement, lorsqu'il se déclara une blennorrhagie des plus intenses, qui le fit ajourner. Mais un traitement antiphlogistique rigoureux fut ordonné. Tisane délayante, bains locaux, entiers et de siège, lavements, sangsues, cataplasmes, régime lacté, repos absolu.

Malgré ce traitement suivi avec ponctualité, les symptômes persistaient ; les plus fortes douleurs étaient toujours au col de la vessie. Elles prenaient une telle violence aussitôt après les repas, qu'il était impossible au malade de se tenir debout ni assis ; il fallait qu'il se jetât à la hâte sur son lit, les cuisses repliées sur le ventre. Il éprouvait dans le canal la sensation d'un fer brûlant. Plus d'une fois il a demandé une arme à feu pour mettre un terme à sa cruelle existence. Le médecin conseillait toujours de nouvelles applications de sangsues, tantôt au périnée et tantôt au pubis ; mais ce moyen affaiblissait beaucoup et ne procurait qu'un soulagement momentané. Bref, ne sachant plus que faire, il eut, en désespoir de cause, recours au remède Leroy, comme à une ancre de salut. Il en prit quatre doses purgatives, à l'insu de son médecin. Les douleurs du col de la vessie se calmèrent immédiatement ; mais il fut si fatigué de ce purgatif qu'il ne put le continuer, et l'écoulement ne cessant pas, il écrivit à M. C...... pour lui demander des conseils.

Ce médecin ordonna 1° des pilules composées d'extrait de ratanhia, de cachou, de gomme kino, d'alun calciné, de térébenthine liquide et d'opium ; 2° une pommade d'axonge, d'hydriodate de potasse et d'extrait de belladone. Ces remèdes ayant exaspéré les souffrances au lieu de les calmer, on a du renoncer à leur usage.

Le malade continua sa correspondance avec M. C....., qui ordonna plus tard d'introduire dans le rectum des cataplasmes émollients et narcotiques ; de frictionner le pourtour de l'anus et le périnée avec une pommade d'axonge et d'extrait de belladone. Ces moyens ne procurant que peu ou point de soulagement, le médecin de la localité proposa à son tour d'introduire dans l'anus des boulettes de coton roulées dans une forte décoction de belladone. Mais le malade s'aperçut bientôt que cette substance lui portait à la tête et il l'abandonna. Après huit mois de ces divers traitements, les douleurs devinrent supportables, et l'écoulement s'arrêta peu à peu sans l'emploi d'autres moyens. Dans cette situation, M. C...... lui conseilla de renoncer à tous les médicaments, mais de se soumettre à un régime alimentaire doux ; de remédier par des cataplasmes aux irritations qui pourraient se renouveler, et de se soustraire, autant que possible, aux causes capables de les reproduire.

Ces conseils furent suivis une partie de l'année 1835 sans que la santé de M. *** se rétablît. Bien que les symptômes du col de la vessie et de l'urèthre se fussent amendés, il lui en restait malheureusement assez pour l'affecter sérieusement. La position debout et la marche étaient très pénibles. Il lui semblait porter un poids énorme au fondement. Chaleurs brûlantes à l'anus et dans le canal, accompagnées de démangeaisons insupportables. Par intervalles, élancements dans l'urèthre, faisant éprouver la sensation d'un coup de bistouri.

Le praticien de l'endroit voulut tenter un vésicatoire à la cuisse. Il fut porté deux mois inutilement. C'était en juin 1835. On essaya alors l'essence de salsepareille tant vantée de la pharmacie Colbert de Paris ; puis le sirop de thridace du docteur Lacroix. Ces médicaments n'allant point au malade, on fut obligé de les supprimer. Peu après, on ordonna pour le soir une forte décoction de têtes de pavots. Elle réussissait assez bien pour procurer du sommeil; mais l'estomac, qui s'est toujours montré l'ennemi des médicaments, commença bientôt à n'en plus vouloir.

Epuisé par le mal et les remèdes, M. *** renonça à toute médication jusqu'au mois de novembre de la même année, époque à laquelle il vint à Paris, et y consulta un célèbre chirurgien qui, après lui avoir donné un grand espoir de guérison, prescrivit les remèdes suivants : Camphre dissous dans un jaune d'œuf 15 centigrammes, laudanum de Sydenham 3 gouttes, eau commune quantité suffisante pour un quart de lavement, que l'on devait garder. Pour tisane, décoction de chiendent édulcorée avec du sirop de gomme. Prendre dans le courant de la journée plusieurs quarts de lavement avec une décoction de graine de lin. De deux jours l'un, bain entier simple et chaud; y rester deux heures. Faire tous les mois au bras une saignée dérivative d'une palette. Régime doux.

De tous ces moyens on n'essaya que le lavement camphré, qui n'eut aucun résultat. Le malade ne voulut point se faire saigner, ni même prendre davantage de tisane débilitante. Le traitement antiphlogistique qu'il avait subi quelque temps auparavant, l'avait trop affaibli pour qu'il pût songer à y revenir. Il craignait d'ailleurs d'affecter son estomac, qui commençait à souffrir, et dont il se serait même plaint, s'il n'avait pas été sans cesse préoccupé des maux qui avaient leur siège dans les voies urinaires.

Au mois d'avril 1836 il fit un nouveau voyage à Paris, et y consulta M. Bell..., qui s'occupe spécialement des maladies dartreuses, comme les journaux ont soin de l'annoncer presque toutes les semaines. Dans un examen attentif, ce médecin ne reconnut rien de syphilitique. Son avis fut que c'était une affection nerveuse produite par le vice dartreux. Après ce diagnostic, il promit la guérison avec une telle assurance qu'il ne fut plus possible au malade d'en douter. Rassuré sur sa situation, il retourna dans son pays, où M. Bell... lui envoya une caisse de médicaments avec une instruction pour leur emploi. Mais M. *** jugea qu'ils étaient devenus inutiles, attendu qu'il avait déjà oublié les symptômes des voies urinaires pour ne s'occuper que des organes digestifs, qui furent sérieusement affectés. L'irritation avait abandonné son siège primitif pour se porter à l'estomac. Douleurs et pesanteurs dans cet organe, appétit presque nul, mal de tête, fatigue générale, pâleur, maigreur, yeux caves, grande faiblesse, etc. Les aliments solides furent mis de côté, et une diète sévère fut ordonnée. Il ne vécut plus que de lait, de racahout, de légers potages au maigre pris en petite quantité. Malgré ces précautions, le travail digestif était très laborieux et accompagné de grandes anxiétés épigastriques; un simple potage amenait des aigreurs, des éructations et des flatuosités. Lorsque la digestion commençait, il lui semblait que son estomac était plein de graviers, qui s'opposaient au passage des aliments. Une application de quinze sangsues à l'épigastre calma momentanément la douleur, mais la faiblesse fut extrême, et il survint tout à coup une toux sèche, puis un tel affaiblissement de la voix qu'on l'entendait à peine parler.

.M. Bell..., informé de tous ces accidents, écrivit qu'il n'en fallait pas moins suivre son traitement,

qui consistait dans l'emploi d'une poudre blanche
à laquelle il donne le nom de poudre végétale dé-
purative et rafraîchissante. Le malade la prenait
par cuillerées à café dans un verre d'eau sucrée.
Deux petites boîtes contenaient de la poudre végétale antinerveuse pour l'estomac. Il y avait enfin
des pilules purgatives, dont l'usage était recommandé tous les quatre à cinq jours.

Ce traitement, que l'on a essayé plusieurs fois,
ne put pas être suivi. L'action des remèdes qui
le composaient était très nuisible à M. ***. La
poudre surtout, bien qu'administrée à petites doses,
l'assoupissait et lui donnait des palpitations insupportables.

Instruit de nouveau de ces effets, M. Bell... les
attribua soit à une mauvaise disposition du sujet,
soit à l'abus des médicaments antérieurs, et il in-
sista pour la continuation de son traitement. Sur
ses vives instances, on le recommença à plusieurs
reprises ; mais il fit tant de mal qu'on fut encore
obligé de l'abandonner. Il n'est donc pas aussi in-
offensif que le prétend son auteur. Cela se passait
au mois de juin 1836. Les médecins du pays s'ac-
cordaient à dire que la maladie était une gastro-
entérite chronique.

Le malade ne prenant plus de remèdes, mais
observant fidèlement le régime doux et lacté, les
symptômes s'amendèrent peu à peu, et il passa le

rèste de l'année assez bien. L'année 1837 ne fut pas mauvaise non plus, sauf quelques courbatures auxquelles il est très sujet. Mais au commencement de 1838 les phénomènes des voies digestives se renouvelèrent sans cause connue avec la même intensité qu'en 1836. Cette fois la médecine homœopathique fut consultée, et la noix vomique, ainsi que les autres médicaments et le régime prescrits par cette médecine, furent mis en usage et longtemps continués sans le moindre résultat avantageux. L'année se termina avec des alternatives de mieux et de pire.

Dans son dernier voyage à Paris en 1839, M. *** alla voir les médecins qui l'avaient traité précédemment. M. C..... lui dit qu'il n'y avait rien de vénérien dans son affection ; que l'irritation des voies urinaires disparaîtrait avec le temps au moyen des bains et d'un régime convenable ; que la maladie de l'estomac, qui lui semblait être une gastrite, occasionnée par l'action des médicaments, pourrait céder aussi à la longue en mettant des cataplasmes émollients sur l'épigastre. M. Bell..., dont le premier traitement antidartreux ne put être supporté, le décida à essayer encore, pendant son séjour à Paris, une liqueur verte dans un verre d'eau sucrée ; mais la première dose le rendit si souffrant qu'il se garda bien de prendre la seconde. M. G..... voulut absolument, malgré la répugnance du malade, explorer l'urèthre avec une bougie, et annonça un nouveau rétrécissement, occasionné par la dernière gonorrhée. Regardant cette coarctation comme la source de tous les accidents des voies urinaires et digestives, il proposa d'élargir le canal par les moyens qu'il avait employés la première fois, c'est à dire l'incision, la cautérisation et l'introduction des bougies; mais M. ***, qui n'avait point perdu le souvenir des souffrances atroces que ces moyens lui avaient causées, ne voulut pas s'y soumettre. Il était pressé d'ailleurs de repartir, nonobstant l'inquiétude et l'anxiété que ce chirurgien avait fait naître dans son esprit.

Peu de temps après sont retour en province, il eut une forte courbature, et son estomac redevint plus malade que jamais. L'homœopathe l'envoya aux eaux minérales de Châteauneuf, où il fit une saison d'un mois. Il y fut indisposé plusieurs jours, et obligé, par suite, d'interrompre l'usage des bains et des douches. Cependant, revenu chez lui, un soulagement notable ne tarda point à se manifester; ses forces, qui l'avaient totalement abandonné, revinrent ainsi que sa gaîté. L'hiver de 1839 à 1840 ne se passa pas très mal, à l'exception de quelques coliques, qu'il cherchait à calmer avec des cataplasmes ou des fomentations.

Au mois de mai 1840, nouvelle recrudescence de la maladie des premières voies. N'ayant rien obtenu de l'homœopathie, il s'adressa à un médecin allopathe, qui pensa que les organes digestifs n'avaient aucune lésion de tissu; qu'il y avait seulement chez lui lésion de fonctions; qu'enfin ces organes étaient frappés d'atonie. D'après ce diagnostic, un mélange de sirop et de vin de quinquina fut ordonné à la dose d'une cuillerée à café dans un demi-verre d'eau gommée. Pour boisson, eau d'orge et de gomme miellée. La première dose de quinquina prise le matin à jeun démontra positivement au malade que ce médicament lui était contraire, car il en souffrit toute la journée; il eut des nausées, des crachottements, et ne put prendre aucune nourriture.

Quinze jours après, son médecin ne sachant plus que lui ordonner, le détermina à aller aux eaux de Vichy. Le médecin inspecteur de cet établissement lui déclara qu'il avait une cardialgie, et que ces eaux lui convenaient parfaitement bien. Il lui conseilla de les boire, en commençant par un demi-verre, coupées avec le sirop de gomme, et de prendre un bain par jour, de quarante minutes. Au bout de quatre jours seulement, les symptômes s'exaspérèrent à tel point qu'il fut obligé d'en suspendre l'usage. Il ne pouvait plus avaler d'aliments; il était tantôt affaibli et tantôt agité; insomnie, mal de tête, assoupissements, douleurs d'estomac, constipation , etc. Malgré la diminution des doses, ordonnée par le médecin, les mêmes accidents continuèrent. Le malade prit alors le parti de voir l'inspecteur adjoint, qui le palpa et reconnut qu'indépendamment de la grande irritation de l'estomac, sensible à la pression, le foie était légèrement attaqué. Ce médecin l'engagea à retourner chez lui pour se reposer une dixaine de jours au moins, s'appliquer quinze sangsues à l'épigastre et revenir ensuite.

Dix jours de repos suffirent pour ramener les choses à leur état primitif; il ne fut pas même nécessaire d'appliquer les sangsues. Le médecin qui le soignait alors ne fut point d'avis qu'il retournât à Vichy; mais il alla faire une saison aux eaux de Chateauneuf, dont il ne s'était pas mal trouvé l'année précédente. Le bon air de ce pays montagneux, quelques distractions et l'éloignement absolu des affaires, contribuèrent autant que les eaux à relever ses forces, à lui permettre une assez grande quantité de nourriture, et à rendre ses digestions faciles. Revenu chez lui, il espérait aller de mieux en mieux; il n'en fut malheureusement pas ainsi. Le lendemain de son arrivée il ressentit des douleurs dans tous les membres, grande lassitude, maux d'estomac, digestions infiniment pénibles, coliques, inappétence, sensibilité à la région épigastrique, pesanteur et mal de tête, palpitations de cœur, etc. Cette recrudescence ne céda au repos et à une grande réduction des aliments qu'après avoir duré vingt-cinq jours.

Dans une nouvelle exaspération qui se manifesta plus tard, M. *** demanda des avis au docteur Bertrand, qui lui conseilla de se borner à l'hygiène. « Vous avez une maladie, lui dit ce médecin, dont on guérit parfaitement, non par les remèdes, mais par les aliments. Observez bien le régime, car le moindre écart détruirait tout ce que vous avez obtenu de bien pendant plusieurs mois. Si vous avez obtenu une amélioration des eaux de Chateauneuf, si petite qu'elle soit, retournez-y de préférence, parce que vous n'êtes pas certain d'en obtenir autant ailleurs. N'usez point d'eau minérale en boisson; il ne vous en faut pas, du moins aujourd'hui. Nous verrons par la suite si celles du Mont-Dor vous seront nécessaires. »

Au lieu d'écouter ces sages conseils, le malade s'empressa de se procurer une brochure sur la gastrite, dont il avait lu l'annonce hebdomadaire dans les journaux. Espérant que l'auteur de cet écrit lui indiquerait les moyens de guérison qu'il cherchait vainement et depuis longtemps ailleurs, il lui adressa un mémoire à consulter. Ce médecin, qui s'approprie les restes du physiologisme, lui envoya une consultation si difficile à exécuter qu'elle ne fut pas suivie entièrement, et dont M. *** ne retira aucun avantage. Parmi les moyens

conseillés, il y avait cependant un sirop dit sédatif, qui le calmait mieux et plus promptement que
tout ce qu'il avait essayé jusqu'alors ; mais ce sirop
ne put pas même être continué, parce qu'il était
trop constipant et qu'il occasionnait une lassitude
indéfinissable.

Trompé encore une fois dans son attente, il ne
savait plus à qui s'adresser ni que faire. Il était
dans un état d'hésitation fort pénible. Au milieu
de cette perplexité, un jeune médecin lui conseilla
de lire le traité sur les gastralgies. La lecture de
cet ouvrage le tira d'incertitude ; mais il craignit
de l'avoir connu trop tard, car il avait la presque
certitude qu'il avait commis ou plutôt qu'on lui
avait fait commettre bien des fautes par la multi-
tude des médications qu'il avait tentées, et dont la
plupart lui ont créé de nouveaux embarras et
augmenté ses maux. Hélas ! que de souffrances,
que de chagrins, que de peines de toute espèce
n'a-t-il pas eu à supporter depuis le commencement
de sa maladie. Ne pouvant prendre aucune dis-
traction, obligé de fuir ses amis et la société pour
employer plus facilement et plus secrètement des
remèdes, il a passé les plus belles années de sa jeu-
nesse dans les angoisses les plus terribles. Doué
d'une grande sensibilité, il a senti plus que tout
autre les amertumes de la vie. Souffrir en secret a
été sa plus grande torture. Il a souvent éprouvé le

besoin de ces épanchements de cœur que le céli-
bat condamne à étouffer intérieurement.

Quoi qu'il en soit, on a vu dans tout ce qui précède que les organes digestifs n'ont commencé à être
réellement malades qu'en 1836, c'est à dire à l'é-
poque où les phénomènes de l'urèthre s'amendèrent sensiblement. Depuis cette époque, M. *** a
souvent observé que lorsque l'irritation de l'estomac et la colique se calmaient un peu, celle du
côté de la vessie augmentait dans la même propor-
tion. Quelquefois cependant les souffrances sont
simultanées dans ces deux parties. Il a remarqué
aussi que l'irritation se porte aux voies urinaires en hiver plutôt qu'en été ; de là vient qu'il est
moins malade pendant les froids vifs et les gelées
sèches. Une température froide et soutenue, sans
variations, lui est plus favorable que toutes les autres. Il est vrai qu'il souffre beaucoup quand la
douleur gagne entièrement le col de la vessie ; mais
il souffre bien plus lorsque l'estomac et les intestins
sont le principal siège du mal, ce qui arrive surtout au printemps. L'affection des premières voies
a, en outre, le grave inconvénient d'épuiser les forces. C'est ainsi que pendant les étés de 1839 et 1840,
la faiblesse qui était la suite du désordre des digestions a été tellement grande, qu'il s'est trouvé
dans la presque impossibilité de se livrer au travail
même le plus léger.

La maladie est supportable pendant les rémissions, qui ont ordinairement lieu depuis le mois d'octobre jusqu'à la fin d'avril. M. *** peut alors se nourrir raisonnablement, et il digère sans trop de difficulté ; il reprend un peu de teint et d'embonpoint, ou, pour mieux dire, il est moins pâle et moins maigre. Il ne faut pas croire cependant que sa santé soit parfaite durant cette période, car il éprouve quelquefois, surtout dans les moments de dégel, de l'embarras dans les fonctions digestives, et, du côté des voies urinaires, un retour d'irritation qui simule une gonorrhée, moins l'écoulement. Mais ces recrudescences ne durent pas longtemps et sont légères en comparaison de celles qui se renouvellent habituellement au mois de mai.

A cette époque, presque toujours fatale au malade, il ne peut introduire quelques aliments dans son estomac sans y éprouver une sensation douloureuse simulant la présence d'un corps étranger dans cet organe, de la pesanteur et des angoisses épigastriques, un gonflement et une tension extraordinaire de l'abdomen, de la gêne dans la respiration, des bâillements et de la somnolence, une horreur de la nourriture après les repas, bien qu'il n'ait pas satisfait son appétit, des éructations continuelles ayant le goût des aliments ingérés. Au bout de six heures, la digestion intestinale commence avec des aigreurs, des coliques, des tiraillements et des élancements dans le trajet du canal digestif, des borborygmes et l'expulsion par le bas d'une grande quantité de gaz fétides. La digestion faite, tant bien que mal, le ventre, qui était si ballonné et si tendu, est aplati; le malade y éprouve un sentiment de vacuité indéfinissable ; tout son être est dans un état d'anéantissement complet, avec de la tristesse, du découragement et une grande irascibilité.

Si les maux d'estomac et les coliques se calment pendant la nuit, ils reparaissent souvent au réveil, et s'accompagnent alors de battements du cœur, de douleurs et de démangeaisons dans plusieurs parties du corps, notamment à la tête, au cou, aux épaules et aux lombes. Ces derniers symptômes se dissipent, en tout ou en partie, au sortir du lit ou dans la matinée, pour reparaître le lendemain. Le sommeil est léger, troublé par des rêves effrayants et nullement réparateur. Aussi le malade est-il plus fatigué le matin que le soir. Le moindre bruit l'incommode. L'estomac est la partie la plus sensible ; le bruit d'une porte, la détonation d'un coup de fusil, le claquement d'un fouet, etc., frappent directement sur cet organe. A des intervalles plus ou moins rapprochés, il se déclare une petite toux sèche, qui dure sept à huit jours, et dont les quintes exaspèrent tous les autres phénomènes. Le malade ne peut supporter le trot du cheval, quelque doux qu'il soit ; il lui semble

que le canal digestif va se détacher ou se rompre
en quelque endroit. Il en est de même d'une voi-
ture cahotante. Il lui est impossible aussi de parler
un quart d'heure de suite sans éprouver une grande
fatigue à l'estomac, et l'air qu'il respire dans ce moment lui cause une sensation froide aux organes
respiratoires. Il n'a jamais eu de vomissements, ni
même de nausées, si ce n'est par l'essai de quelque
substance médicinale ; jamais de dévoiement non
plus, il est plutôt constipé. La langue est blanche
au milieu et rouge sur les bords ; la bouche sèche le
matin, mais sans soif. Le pouls bat soixante-quinze
à quatre-vingts fois par minute. Aux moments
des recrudescences de la maladie, les urines sont
rares, troubles et déposent un sédiment briqueté.
Leur passage dans le canal y produit quelquefois
un sentiment de cuisson. Pendant les intervalles des
redoublements, elles sont, au contraire, limpides
et si abondantes, qu'elles forment le triple au moins
de la boisson prise. Il n'y a de mouvements fébriles
que dans les instants de courbature, encore ces
mouvements sont-ils fort légers et de courte durée.
Mais le malade éprouve souvent un grand froid
aux pieds et aux genoux, au point qu'il a de la
peine à les réchauffer. Il lui arrive aussi, surtout
pendant la nuit, d'avoir des frissons qui parcou-
rent tout le corps. Ce qui lui paraît surprenant,
c'est que sa peau est en même temps brûlante. Il

s'en étonnerait moins, s'il savait que ce sont là des phénomènes nerveux très communs dans les gastralgies portées à un haut degré.

M. *** a essayé de tous les régimes sans en trouver un qu'il pût longtemps supporter. Le lait lui parait être ce qu'il y a de mieux pour calmer la surirritation ; mais, d'un autre côté, cet aliment l'incommode par l'énorme quantité de gaz qu'il occasionne, et, lorsqu'il est sucré, il le purge comme une médecine. Mêlé au café, à la semoule, au riz, au chocolat, etc., il produit toujours cet effet purgatif. Le malade l'aime par goût et en ferait sa nourriture exclusive, s'il n'avait pas ces inconvénients, auxquels il faut ajouter celui d'entretenir la faiblesse. Malgré cela, il en fait usage aux époques des exaspérations, pendant lesquelles il ne peut prendre que deux potages par jour, au lait, au maigre ou au gras, mais ces derniers ne vont pas aussi bien que les autres. Le lait d'anesse et le lait de chèvre, qu'il a tentés plusieurs fois, ne lui conviennent pas mieux que celui de vache. Le régime tonique semble augmenter ses forces, surtout depuis qu'il y a ajouté du vin de Bordeaux. Il lui procure immédiatement après ses repas une espèce de gaité qui lui fait oublier, pour quelques instants, les maux de la journée ; mais en revanche, les coliques qui accompagnent la digestion intestinale sont plus fortes que quand le régime lacté est employé seul. Ainsi, chacun de ces régimes a ses inconvénients et ses avantages. Combinés ensemble, ils ne réussissent pas mieux. Il n'a retiré aucun bénéfice non plus du racahout des Arabes, ni du café de gland. Ces deux substances lui paraissent inertes.

Depuis l'invasion de sa maladie, il a eu plusieurs fois l'occasion de boire du vin de Champagne, et il a remarqué que ce vin, quoique pris en petite quantité, avait singulièrement facilité la digestion ; il est vrai qu'il n'était pas dans un redoublement, pendant lequel il se serait bien gardé d'en prendre, Le café à l'eau, auquel il n'est point accoutumé, et qu'il n'a pris que par hasard, parut également aider le travail digestif; mais comme cette infusion le prive entièrement de sommeil, il s'en abstient. Les bains d'eau douce dans lesquels on mettait une forte dissolution de savon blanc paraissaient ranimer ses forces; mais répétés trop souvent ils l'agitaient. Il s'est fait des frictions avec de l'alcool, de la flanelle ou une brosse, sans obtenir de soulagement. Des ventouses sèches appliquées sur la région épigastrique n'eurent pas un meilleur résultat. Le cataplasme qu'il s'introduit dans le rectum lorsque le col de la vessie est fortement attaqué, calme momentanément la douleur, mais il augmente les flatuosités. Les lavements auxquels il est forcé de recourir de temps à autre pour obtenir des selles, ont le même inconvénient.

Le volumineux mémoire à consulter que M. ***
m'a envoyé le 22 février 1841, et dont je n'ai rapporté que les détails essentiels pour faire comprendre la maladie, est terminé par la remarque
suivante, que je conserve, parce qu'elle s'applique
à presque tous les cas de ce genre. « Un rien, dit-
il, aggrave mon état, et la plus légère aggravation
me maigrit, me pâlit et m'enlève promptement mes
forces ; mais en revanche tout se rétablit avec la
même promptitude pour peu que je puisse digérer. »

Ainsi qu'on l'a vu, les avis des médecins se sont
partagés sur les causes et la nature de cette maladie. Les uns ont dit que c'était une gastro-entérite
chronique, d'autres une gastro-entéralgie. Certains l'ont attribuée au vice rhumatismal, plusieurs
au vice dartreux, et quelques uns au vice syphilitique. Il y en a enfin qui ont soutenu que ces divers éléments morbides entraient dans sa composition ; que c'était une maladie fort compliquée.
Au milieu de cette divergence de sentiments, le malade, qui croyait avoir une affection toute particulière, *sui generis*, était très embarrassé. Il lui im-
portait moins cependant de connaître le véritable
nom de sa maladie, que de trouver les moyens de
la guérir, et c'est ce qui ne lui était pas encore arrivé, lorsqu'il m'a demandé des conseils. Avant de
lui en donner, je devais me représenter l'état des

organes souffrants. Or, voici l'idée que je m'en suis faite. Il y avait eu, pendant les gonorrhées, phlegmasie de la muqueuse de l'urèthre et du col de la vessie, cela est incontestable ; mais cette phlegmasie n'existait plus dans les intervalles des écoulements, ni depuis le dernier. Les douleurs que le malade ressentait alors dans ces parties ne tenaient qu'à une irritation nerveuse. C'était une névralgie des voies urinaires. En 1836, cette irritation s'est propagée au canal digestif, et a constitué une gastro-entéralgie. A mon avis, j'avais donc à traiter une maladie nerveuse, qui se portait tantôt à l'urèthre et au col de la vessie, tantôt à l'estomac et aux intestins, et, par moments, sur ces différentes parties à la fois. Les faits de ce genre sont si nombreux qu'on rencontre peu de gastralgies sans une irritation nerveuse, primitive ou secondaire, des organes qui servent à l'excrétion des urines.

Nous verrons bientôt que les agents qui ont provoqué cette maladie de nerfs, étaient assez manifestes pour qu'il ne fût pas nécessaire d'y faire concourir les vices rhumatismal, herpétique ou vénérien. Mais en supposant que l'un ou l'autre de ces vices fût là comme complication ou comme cause, on n'avait pas à s'en occuper, du moins pour le moment. La raison en est que les moyens propres à le neutraliser auraient aggravé l'affection du système nerveux. Cela est si vrai que le traitement antidartreux de M. Bell... n'a pu être supporté, tant il en exaspérait les symptômes. Il fallait avant tout calmer cette affection, sauf à voir après s'il y avait d'autres éléments morbides à combattre.

Il était à espérer qu'on atteindrait ce but par quelques médications plus rationnelles et un régime mieux entendu que ceux qu'on avait employés jusqu'à ce jour. Mon espoir ne fut cependant pas complètement réalisé. La magnésie a été utile en neutralisant les aigreurs ; mais les toniques et les sédatifs, quoique pris avec une grande réserve, ne produisirent pas les bons effets que j'en attendais. Il fallut même renoncer à leur usage, dans la crainte qu'ils ne fissent du mal. Présumant alors que M.*** était du grand nombre des gastralgiques qui, à cause de leur idiosyncrasie particulière, ne supportent pas bien les médicaments, je lui conseillai de les abandonner et de s'en tenir au traitement hygiénique. Je lui rappelai les conseils judicieux que M. Bertrand lui avait donnés, et, convaincu qu'il n'avait rien de mieux à faire, je l'engageai fortement à les suivre avec la plus rigoureuse exactitude. J'ai su, par une lettre du 16 septembre de la même année, que la recrudescence du mois de mai avait été moins forte qu'à l'ordinaire et qu'il continuait à se rétablir. Mais une fièvre tierce, qui survint en octobre, interrompit l'amélioration. Le sulfate de quinine, que le médecin de l'endroit eut la sagesse de ne donner qu'en lavement, arrêta cependant cette fièvre après le troisième accès. Un mois de repos et de séjour dans une campagne agréable ramena ensuite le mieux, qui n'avait point cessé de faire des progrès le 17 janvier 1842, époque à laquelle M. *** m'écrivit qu'il était content de sa santé.

Réflexions. Ce fait doit effrayer les polypharmaques les plus intrépides. S'il présente quelque chose d'étonnant, c'est que le malade ait résisté aux traitements monstrueux qu'on lui a fait subir. Sa situation était cependant assez claire pour mettre les praticiens sur la voie des véritables moyens curatifs. Le tempérament nerveux dont il était doué à un si haut degré, le disposait tellement à une affection nerveuse, qu'il ne fallait plus qu'une cause pour la faire éclater, et il y en a eu plusieurs. Remarquons d'abord que les gonorrhées ont du contribuer à la production de la névralgie de l'urèthre et du col de la vessie. Ce qu'il y a de certain, c'est que les inflammations irritent les nerfs de la partie qui en est le siège, et qu'elles sont souvent remplacées par des affections nerveuses, pour peu que le sujet y soit prédisposé. C'est ainsi que la grastrite laisse fréquemment une gastralgie après elle. Une seconde cause de la névralgie uréthrale de M. ***, plus puissante même que la première, se trouve dans les médicaments qu'on lui a fait prendre pour guérir les blennor-rhagies, notamment dans le remède Leroy et la potion de Chopart, qui doit au baume de copahu sa vertu antiblennorrhagique. C'est en agissant d'une manière spéciale sur le canal de l'urèthre, en y produisant une vive excitation, que ce baume guérit les écoulements. Or, cette action excitante a nécessairement concouru au développement des douleurs névralgiques qui en ont été la suite. Les manœuvres que l'on a pratiquées pour détruire un rétrécissement qui n'existait pas, ont encore exercé une fâcheuse influence non sur la création de ces douleurs, qui étaient nées auparavant, mais sur leur intensité et leur durée. Ce qui prouve que le canal de l'urèthre n'était point retréci, c'est que le malade, qui est entré dans des détails si minutieux sur les symptômes qu'il éprouvait, ne dit pas qu'il eût de grandes difficultés à uriner, ni que le jet de l'urine fût plus mince qu'à l'ordinaire. Une autre preuve, c'est que l'incision du canal, sa cautérisa-tion et les bougies furent complètement inutiles, puisque les phénomènes pour lesquels on a eu re-cours à ces manœuvres n'ont pas discontinué, et qu'ils ont même eu quelques recrudescences plus fortes qu'avant de les pratiquer. Pour expliquer cet insuccès, le chirurgien a prétendu que la dernière gonorrhée avait produit une seconde coarctation;

mais il est évident qu'il se trompait encore, car le malade ayant refusé de se soumettre à de nouvelles opérations, elle aurait persisté, tandis que le cours de l'urine n'a point cessé d'être parfaitement libre. Si vous considérez enfin que les symptômes des voies urinaires, attribués par le chirurgien à un rétrécissement, se sont amendés quand les organes digestifs sont devenus malades, qu'il y a même eu depuis des intervalles assez longs pendant lesquels ces symptômes ne se faisaient que peu ou point sentir, vous conviendrez, je l'espère, qu'ils étaient purement nerveux. On conçoit facilement qu'une maladie de l'estomac et des intestins enlève une névrose du canal de l'urèthre et du col de la vessie; mais on ne comprend pas qu'elle puisse enlever un véritable rétrécissement de ces parties. Ce n'est pas la première fois, du reste, que des chirurgiens ont pris une affection nerveuse des voies urinaires pour une lésion matérielle; nous avons déjà, dans notre second volume, signalé des erreurs de ce genre, dont quelques unes ont eu des conséquences fâcheuses.

L'étiologie et le développement de la névrose gastrique de M.*** ne sont pas non plus difficiles à concevoir. Sa constitution éminemment nerveuse et les médications irritantes dont il a fait un si grand usage, ont produit l'affection nerveuse des organes digestifs, comme elles avaient occasionné celle des voies urinaires. Le purgatif de Leroy, pris si longtemps pour un vice dartreux, réel ou supposé, et le baume de copahu, employé plusieurs fois contre les blennorrhagies, ont appelé sur l'es-. tomac et les intestins la névrose qui siégeait dans l'urèthre et au col de la vessie. On sait que le co-pahu et le cubèbe arrêtent les gonorrhées, mais ce que l'on ne sait peut-être pas, quoique je l'aie déjà dit, c'est qu'ils créent en même temps des gastro-entéralgies. Je puis assurer du moins avoir été consulté pour une foule de névroses gastro-intestinales, dont l'origine remontait à l'usage de l'un de ces médicaments. Après avoir inventé des capsules pour en masquer le mauvais goût, on de-vrait chercher un moyen qui les empêchât d'exciter trop vivement le canal digestif et de remplacer une blennorrhagie par une affection nerveuse de ce canal. En attendant que ce moyen soit trouvé, j'engage mes confrères, et surtout les spécialistes, à être un peu plus sobres de ces substances, et à s'en-quérir, avant de les faire prendre à tort et à tra-vers, si les premières voies ne sont pas douées d'une trop grande sensibilité pour les supporter impunément. Ce n'est pas que les gastralgies qu'elles produisent soient graves, lorsqu'on les reconnait dans leur principe, et qu'on les traite bien. La suppression du médicament qui les a causées et l'emploi de quelques adoucissants suffisent, avec un régime convenable, pour les guérir en peu de jours. Mais quand ces névroses sont méconnues et mal traitées, elles peuvent se prolonger à l'infini, et, sans menacer la vie du malade, la rendre très malheureuse. C'est ce qui était arrivé aux individus qui m'ont consulté pour des cas de cette nature.

Quoi qu'il en soit, après avoir été produite par les causes ci-dessus indiquées, et quelques autres qu'il serait inutile de rappeler, la gastralgie dont nous parlons n'a cessé d'être entretenue et aggravée, tantôt par les antiphlogistiques et tantôt par des irritants, au nombre desquels il faut placer les eaux minérales. Prises dans le temps où la maladie de l'urèthre et du col de la vessie prédominait, les eaux de Saint-Nectaire l'ont fortement exaspérée; en douches sur le périnée, elles ont fait un mal affreux. Celles de Châteauneuf, dont le malade a fait usage pour la maladie des premières voies, l'ont également aggravée. Il est vrai qu'elles paraissaient lui faire du bien pendant qu'il les prenait; mais à peine fut-il rentré chez lui qu'il éprouva une forte recrudescence. Bien que les eaux de Vichy aient été prises à très petites doses et coupées avec du sirop de gomme, leurs mauvais effets se sont manifestés plus rapidement; car il a été obligé de les abandonner le quatrième jour, tant elles augmentaient les symptômes. Le médecin inspecteur avait cependant raison en lui disant qu'il avait une cardialgie ; mais il a eu tort d'ajouter que ces eaux lui convenaient parfaitement. C'était une erreur dont l'expérience personnelle de M. *** a fait prompte justice. Les eaux de Vichy, notamment la source de l'hôpital, qui est la plus douce, peuvent convenir dans les gastralgies qui s'accompagnent d'aigreurs ou de quelques embarras dans le foie ; mais elles sont presque toujours nuisibles dans les gastralgies simples et purement nerveuses, comme j'ai pu m'en convaincre par le grand nombre de gastralgiques qui m'ont demandé des conseils, après les avoir prises sur les lieux.

En général, les médecins ne mettent pas assez de discernement dans leurs prescriptions d'eaux minérales ; ils envoient souvent à telle source des malades qu'il faudrait envoyer à telle autre. Les médecins-inspecteurs de ces établissements méritent aussi un reproche grave ; c'est celui d'attribuer trop de vertus aux eaux dont ils dirigent l'emploi, de vanter leur efficacité dans des cas où elles peuvent, au contraire, faire beaucoup de mal, et devenir quelquefois mortelles. Je pourrais rapporter plusieurs faits à l'appui de ces assertions ; mais il suffira d'en citer un qui s'est passé en juillet et août 1841. Il prouve que le choix des eaux minérales n'est pas indifférent, et il doit inspirer des craintes salutaires, tant aux médecins qui les ordonnent, qu'aux individus qui les prennent, avec trop de légèreté.

Je n'étais pas le médecin de la personne dont je veux parler, mais je la connaissais, et je possède assez de renseignements sur son état pour le retracer en peu de mots. C'était une dame de trente-cinq ans, fortement constituée et mère de plusieurs enfants. Elle avait eu des douleurs rhumatismales et quelques éruptions herpétiques, pour lesquelles les eaux sulfureuses des Pyrénées, qu'elle avait été prendre deux fois, lui avaient fait du bien. Il lui restait cependant une irritation chronique d'entrailles et une légère couperose, qui dépendait sans doute de cette irritation. A cela près, elle paraissait bien portante, et mangeait comme quelqu'un en bonne santé. Dans cette situation, plusieurs de ses amis devant aller aux eaux de C......, renommées pour dissoudre les calculs urinaires, lui firent la proposition de les accompagner. Elle me parla de ce projet, que je combattis de toutes mes forces, en l'avertissant que ces eaux aggraveraient son irritation d'entrailles, et qu'elle devait se borner, si elle y allait, à les prendre en bains. Elle partit avec l'intention de suivre ce conseil; mais les sollicitations de ses amis, et surtout celles du médecin inspecteur, qui lui dit qu'elle ne pouvait rien prendre de meilleur pour son état, la décidèrent à en boire. Arrivée graduellement à deux

verres dans la matinée, elle éprouva de fortes douleurs dans le ventre, du dégoût pour la nourriture,
des vomissements et de la fièvre. Chose inconcevable!
on lui dit que cela venait de ce qu'elle n'en buvait
pas assez, et on lui donna le funeste conseil, qu'elle
suivit aveuglément, d'en boire une plus grande
quantité. Parvenue à huit verres par jour, les accidents s'accrurent à tel point, qu'on fut obligé
de la ramener à Paris, et qu'elle eut beaucoup de
peine à supporter le voyage, pendant lequel elle
ne cessa de vomir. Rentrée chez elle, son médecin,
qui n'avait pas été consulté sur les eaux de C....,
fit tout son possible pour remédier au mal qu'elles
avaient fait. Les sangsues, les cataplasmes émollients et tous les autres antiphlogistiques furent
prodigués. Les symptômes ne cédant pas, on ap-
pliqua un vésicatoire sur l'abdomen. La malade
parut mieux pendant quelques jours; on la croyait
même convalescente, lorsqu'elle fut reprise subite-
ment de coliques atroces, qui lui faisaient jeter les
hauts cris; de vomissements effrénés, d'un bal-
lonnement énorme du ventre, d'étouffements, etc.,
au milieu desquels elle succomba, quarante-huit
heures après leur nouvelle apparition. Telle a été
la fin malheureuse d'une femme intéressante, dont
la mort a plongé une famille dans le désespoir, et
causé les plus vifs regrets à toutes les personnes qui
l'ont connue. Quoique l'autopsie n'ait pas été faite,

on peut affirmer que l'eau minérale a produit, chez cette infortunée, une entérite aiguë, puis des ulcères et, finalement, une perforation des intestins. C'était un véritable empoisonnement. Les amis qui l'avaient entraînée à C....., et qui l'ont si fortement engagée à en boire les eaux, ont dû se faire de terribles reproches ; ils sont cependant moins blâmables que le médecin, qui doit mieux que tout autre en connaître les effets, et savoir qu'elles sont dangereuses dans les irritations du système digestif.

FIN.

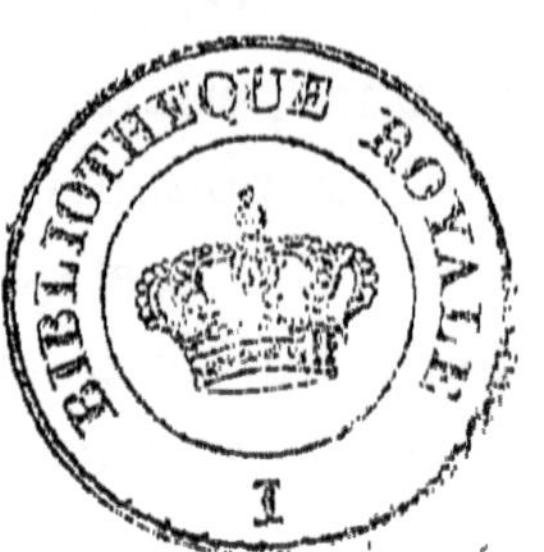

TABLE DES MATIÈRES.